在宅医療における臨床検査医学

監修 臨床検査振興協議会
　　 jpclt.org　Japanese Promotion Council for Laboratory Testing

編集　自治医科大学　小谷和彦

じほう

監修の辞

　世界的にも類を見ない早さで高齢化が進む我が国では、地域包括ケアシステムの実現に向けて多くの施策が打ち出され、在宅医療の提供体制の充実は喫緊の課題になっています。その一方、臨床検査は医療の根幹をなすものですが、在宅医療においても例外ではなく、そこでの検査のニーズは増す一方です。在宅医療における臨床検査は医療機関での検査とは異なる面があり、それに特化したテキストが求められていました。

　そのような中、臨床検査振興協議会では、当時の在宅医療における臨床検査ワーキングチームが中心となり、2016年7月に「在宅医療チームのための臨床検査」を発刊いたしました。同書は、在宅医療における検査の実践において役立てていただけることを意図して、検体検査を中心にまとめたものでしたが、幸い、好評をいただきました。臨床検査は日進月歩であり、最新の情報を盛り込むべく、また、多くのご要望があった生理検査に関する記述も加え、今回、在宅医療における臨床検査小委員会（小谷和彦 委員長）が中心となって「在宅医療における臨床検査医学」が刊行されることになりました。単に在宅の検査を紹介するだけではなく、適正な実践と活用の仕方にも触れています。

　編著者のご尽力により、在宅における臨床検査の指針となりうる、コンパクトかつ充実した一冊に仕上がっていると思います。全体を通読するもよし、必要に応じて開いてみるもよし、是非、多くの方々に活用されることを念願する次第です。

臨床検査振興協議会 理事長
矢冨 裕

序

　地域社会の変化とともに地域医療の提供体制は変革期にあります。在宅医療はその一翼を担う要素です。そして、臨床検査の実施は、その在宅医療の質の保持・向上に寄与すると考えられています。

　こうした中、「在宅医療と臨床検査」の融合する「在宅臨床検査」の世界は着実に進んできたと感じます。実際に、在宅医療の現場における検体検査の活用法が具体的に語られるようになってきました。また、超音波検査をはじめとする生理機能検査も大いに活躍するようになっています。一方で、在宅臨床検査の国民的普及はさらに求められる状況にあるという声が聞かれます。そこで、本書では、在宅臨床検査の進歩を記述しつつ、在宅臨床検査の世界を広く紹介することを主目的としました。臨床検査に関係する人のみならず、在宅医療に関心のある人や実際に従事している人に役立つことを念頭に編集に努めています。そして、この分野に明るいメンバーが協働して執筆しています。

　本書を通じて、在宅医療で重要な多職種でのチーム医療に臨床検査関係者の参画が進むことを期待しています。同時に、「在宅臨床検査（医）学」が確立していくための一助になればなお幸甚に存じます。

編者　小谷 和彦

編著者一覧

総編集者
小谷和彦（日本臨床検査医学会、自治医科大学）

著者（50音順）
安部正義（日本臨床検査薬協会、アークレイマーケティング株式会社）
岡　尚人（日本臨床検査薬協会、ラジオメーター株式会社）
柿島博志（臨床検査振興協議会）
賀来雅弘（日本臨床検査医学会、すぎなみ東クリニック）
小谷和彦（日本臨床検査医学会、自治医科大学）
坂本秀生（日本臨床衛生検査技師会、神戸常盤大学）
佐守友博（日本衛生検査所協会、株式会社日本食品エコロジー研究所）
清水敦哉（済生会松阪総合病院）
〆谷直人（日本臨床検査専門医会、国際医療福祉大学）
深澤恵治（日本臨床衛生検査技師会）
松村敬久（日本臨床検査専門医会、高知大学）
茂木立志（長崎大学、Viola-Insight Consulting）
山中　崇（日本臨床検査医学会、東京大学）

監修
臨床検査振興協議会

目 次

第1章　在宅医療の概況 ……………………………………………………………… 1
1.1　日本の医療の現状と在宅医療 ………………………………………………… 1
1. 日本の医療の方向性 …………………………………………………………… 1
2. 在宅医療の動向 ………………………………………………………………… 4
1.2　在宅医療における診療報酬 …………………………………………………… 8
1. 診療報酬体系からみた在宅医療の評価 ……………………………………… 8
2. 在宅医療における診療報酬の基礎知識 ……………………………………… 10
3. 2014年度の診療報酬改定の要点 …………………………………………… 14
4. 2016年度の診療報酬改定の要点 …………………………………………… 15
5. 2018年度の診療報酬改定の要点 …………………………………………… 15
6. 在宅医療の診療報酬の基本構成 ……………………………………………… 21

第2章　在宅医療における臨床検査の実際 …………………………………… 24
2.1　在宅診療医の1日 ……………………………………………………………… 24
2.2　訪問看護ステーションでの看護師の1日 ……………………………………… 28
2.3　在宅医療に関する臨床検査技師の1日 ……………………………………… 32
1. 地方型施設 ……………………………………………………………………… 32
2. 都市型施設 ……………………………………………………………………… 34

第3章　在宅医療で実施される臨床検査の概要 ……………………………… 38
3.1　在宅医療で実施可能な検体検査 ……………………………………………… 38
1. 必要とされる検体検査項目 …………………………………………………… 38
2. 実施可能な臨床検査の方法 …………………………………………………… 40
3.2　在宅医療で実施可能な生理機能検査 ………………………………………… 43
1. 心電図検査 ……………………………………………………………………… 43
2. 血圧測定 ………………………………………………………………………… 44
3. ピークフローメーター検査 …………………………………………………… 44

          4. スパイロメトリー ································· 45
          5. パルスオキシメーター／経皮 CO_2 モニター ········· 45
          6. ポリソムノグラフィー ····························· 45
          7. 超音波検査 ······································· 45
     3.3 疾病や病態からみた臨床検査の使い方 ················· 47
          1. 在宅医療で好発する疾患 ··························· 47
          2. 慢性疾患と急性疾患における検体検査の具体例 ······· 48
     3.4 在宅臨床検査の全国の概況 ··························· 51
          1. 在宅医療を提供する側からみた在宅臨床検査 ········· 51
          2. 在宅医療を受ける側からみた在宅臨床検査 ··········· 57
     3.5 海外動向を含めたPOCTの進歩 ························ 61
          1. POCTに関する動向 ································ 61
          2. 検査機器の開発動向 ······························· 65

第4章 在宅医療における臨床検査の活用 ············· 74

     4.1 在宅医療における検体検査の基準範囲の考え方 ········· 74
          1. 血液検査40項目のJCCLS共用基準範囲案 ············· 74
          2. 共用基準範囲（20〜65歳）が
             66歳以上の高齢者に適用できるかについての検討 ···· 75
          3. 在宅医療における高齢者の臨床検査値の見方と考え方 ·· 81
     4.2 感染症の検査 ······································· 87
          1. インフルエンザウイルス抗原 ······················· 87
          2. アデノウイルス抗原 ······························· 87
          3. ノロウイルス抗原 ································· 88
          4. 炎症関連検査 ····································· 88
          5. 細菌学的検査 ····································· 89
          6. 薬剤耐性 ··· 89
     4.3 栄養管理 ··· 92
          1. 在宅医療における身体計測 ························· 92
          2. 栄養管理と血液検査 ······························· 94
          3. 在宅栄養管理と血液検査 ··························· 96
     4.4 深部静脈血栓症管理 ································ 100

   1. 在宅医療における深部静脈血栓症の頻度 ･･････････････････ 100
   2. 在宅医療における深部静脈血栓症の診断 ･･････････････････ 101
 4.5 心不全管理 ･･ 106
   1. 初診時における病態把握 ･･･････････････････････････････････ 107
   2. 再入院の予防（心不全の代償状態の維持）･･･････････････････ 108
   3. 急性心不全発症時の治療 ･･･････････････････････････････････ 108
   4. 心不全の終末期医療と看取り ･･･････････････････････････････ 109
 4.6 超音波検査による諸疾病管理 ･･･････････････････････････････ 112

第5章 在宅臨床検査の展開 ･･････････････････････････ 116

 5.1 今後の展望：概説 ･･･････････････････････････････････････ 116
 5.2 臨床検査専門医の在宅医療への関わり ････････････････････ 118
 5.3 臨床検査技師の在宅医療への関わり ･･････････････････････ 120
 5.4 在宅医療における情報活用 ･･････････････････････････････ 122
  Ⅰ SMBG機器 ･･･ 122
   1. 使用例1 ･･･ 123
   2. 使用例2 ･･･ 124
  Ⅱ ICTを用いる在宅医療チーム ･････････････････････････････ 126
 5.5 POCコーディネーターの在宅医療への関わり ･･････････････ 129

資料 ･･ 131

 コラム 正しい検査結果のための心得 ････････････････････････ 132
 Q&A 在宅医療に用いられる臨床検査に係るQ&A ･････････････ 140
 コラム 感染管理 ･･･ 145
 POCT対応機器・試薬一覧 ･･････････････････････････････････ 156
 POCT対応機器・試薬企業一覧 ･････････････････････････････ 166
 生理機能検査機器一覧 ･･････････････････････････････････････ 167

 結びの辞 ･･ 179
 索引 ･･ 180

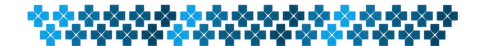

第1章　在宅医療の概況

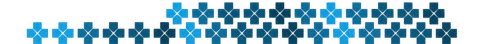

1.1　日本の医療の現状と在宅医療

1. 日本の医療の方向性

　わが国は、2012年をピークに、少子超高齢を伴う人口減少社会を迎えている（図1-1-1）。今後、2030年には65歳以上の高齢者は3割強に、さ

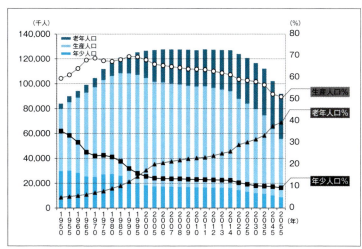

図1-1-1　わが国の年齢階層別人口の推移と予測
　　　　　（国立社会保障・人口問題研究所「日本の将来推計人口」を基に作成）

第1章 在宅医療の概況

らに2055年には4割強になると予測されている。いわゆる「団塊の世代」のすべてが75歳以上となる2025年に向けて、社会保障制度の持続可能性を考慮しつつ、安全・安心で質の高い医療を受けられるようにすることが望まれている。疾病構造の変化も踏まえて「治す医療」から「治し、支える医療」への転換が叫ばれるようになっており、住み慣れた地域で安心して生活を継続し、尊厳をもって人生の最期を迎えられることが志向されている（地域完結型医療、ご当地ケア）。これには、地域の実情を踏まえた総合的な医療政策が急務とされ、特徴的かつ重要な基本的方向性が具体的に出てきている。以下にまとめる。

① 地域医療構想（図1-1-2）にみるように、地域の医療機能に応じて、医療施設の分化を進める（高度急性期、急性期、回復期、慢性期）。慢性期の治療を経ての在宅医療への移行を拡充する（介護施設への移行ということもあり得る）。

② 地域を基盤として、在宅での医療や介護を含む地域包括ケア（図1-1-3）に取り組み、地域のネットワークシステムとして強化する。病院の位置づけのほかに、かかりつけ医、かかりつけ歯科医、かか

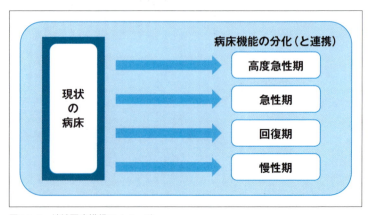

図1-1-2 地域医療構想のイメージ

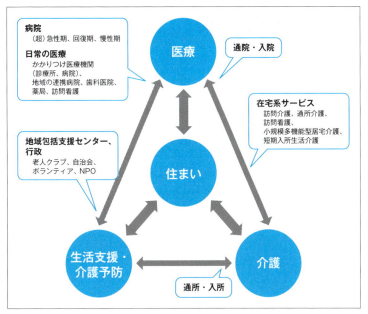

図1-1-3 地域包括ケアのイメージ

りつけ薬局を機能化することも含まれる[1]。
③チーム医療を推進する。インフォーマルサービスを含めた人材を確保し、質の高い多職種連携を行い、同時に、業務の効率化を図る。
④高齢者のみならず、すべての人が参加する「共生社会」の理念や、人生における（医療や介護を含めた）意思決定に関して話し合うプロセス（「アドバンス・ケア・プランニング」）の理念を浸透させる。

このように、わが国の社会情勢に合わせた地域ごとの医療提供体制づくりを醸成していくことになる。この中で在宅医療の占める位置の重要性にもスポットライトが当たるようになっている。

第1章　在宅医療の概況

2. 在宅医療の動向

わが国では、医療機関で死亡する人が多数を占めている（図1-1-4）。他方で、国民の多くは治る見込みがない病気になった場合に、最期を迎える場所として自宅を希望している（図1-1-5）。条件が整えば、在宅医療（あるいは入院までの在宅療養期間の延長）に対するニーズは高いと想像されている。

在宅医療には、わが国独自の医療として育ってきた面がある。わが国で「在宅医療」が法的根拠をもったのは1992年の第2次医療法改正時である（それまでも実践していた医療機関はあった）。その後、在宅医療は徐々に整備され、医療機関にとって在宅医療を選択するインセンティブとなるような診療報酬が設けられた。2006年には新たに「在宅療養支援診療所」が評価されることになり、これまでに診療所の1割がその届け出を行う動きもみられた。在宅療養支援診療所の届け出は、連携強化型

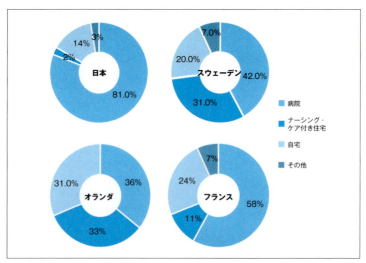

図1-1-4　高齢者が亡くなる場所（医療経済研究機構「要介護高齢者の終末期における医療に関する研究報告書」を基に作成）

日本の医療の現状と在宅医療

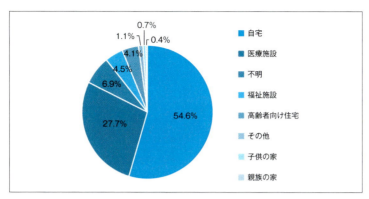

図1-1-5　不治の病気になった場合に最期を迎えたい場所
　　　　（「平成24年度高齢者の健康に関する意識調査（内閣府）」を基に作成）

支援が2012年から、とくに伸びている（図1-1-6）。在宅歯科医療や在宅薬剤管理の提供量も増加傾向にある。

　在宅医療の体制には、退院支援・日常の療養支援・急変時の対応・看取りの要素があるとされている（図1-1-7）。在宅医療を受けている患者

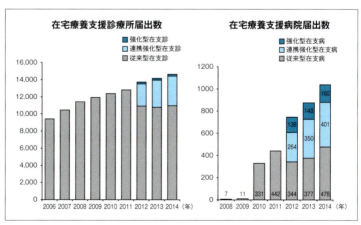

図1-1-6　在宅療養支援診療所・病院の届出数の推移
　　　　（厚生労働省データを基に作成）

5

第1章　在宅医療の概況

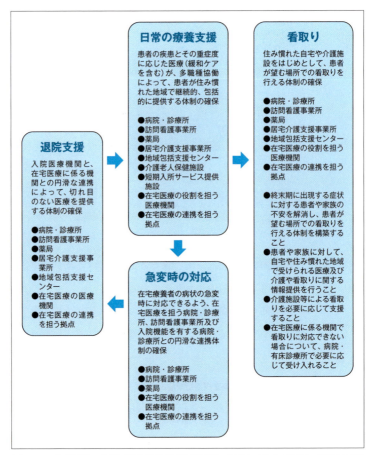

図1-1-7　在宅医療の体制（厚生労働省「在宅医療・介護あんしん2012」を基に作図）

の医療依存度や要介護度は幅広く、背景となる疾病も多様である。1患者あたりの診療時間も異なる。在宅医療の提供については、外来診療の傍ら訪問診療を組み合わせて行う医療機関のほかに、訪問診療を中心に行う医療機関もみられる。高齢者住宅に居住する高齢者の増加に伴い、同一日に同一建物内でまとめて診療したり、医療機関に隣接・併設する介護系施設に訪問診療を行ったりする形態もみられる。

在宅医療の質・量、また患者の家族に対する負担などの課題は、依然として検討事項である。在宅医療を推進するためには、基幹病院と診療所の連携や、保健、看護、介護サービスなどの連携、すなわち医療、保健、福祉・介護による地域包括ケアネットワークの一層の充実が大切である。人材の確保においてはさらなる対策も必要である。介護経験のある住民参加も必要であろう。

　在宅医療の質・量に関して、医療や介護の従事者への教育に加えて、臨床的な評価指標や新たな機器・試薬を導入する動向もみられる。臨床検査の実施や服薬管理が在宅医療の実践で可能になれば、在宅医療への円滑な移行、そして在宅医療の質的向上が期待できるとの意見がある[2]。在宅医療で有意義な臨床検査の実施（「在宅臨床検査」）とその学問的体系化（「在宅臨床検査医学」）が待望されている[3,4]。

［小谷和彦］

参考文献

1) 小谷和彦．かかりつけ医必携：地域包括ケアにおける行動変容と継続支援．じほう，東京，2016．
2) 臨床検査振興協議会監修．在宅医療チームのための臨床検査（小谷和彦，宮島喜文編集）．じほう，東京，2016．
3) 小谷和彦．地域医療と在宅臨床検査．臨床病理（日本臨床検査医学会誌），66, 64-67, 2018．
4) 小谷和彦．在宅医療時代の臨床検査 '在宅臨床検査' 考．検査と技術，46, 1144-1146, 2018．

第1章 在宅医療の概況

在宅医療における診療報酬

1. 診療報酬体系からみた在宅医療の評価

　診療報酬からみた在宅医療の推進は、1986年に訪問診療の概念が導入されたことを始まりとする見方がある（寝たきり老人訪問診療料の新設、各種指導管理料の新設）。1992年には在宅医療の包括点数の原型となる寝たきり老人在宅総合診療料が新設された。さらに現在の在宅医療体制の考え方につながる24時間対応に対する24時間連携加算が新設された。その後の大きな動きとしては、2006年（平成18年）の在宅療養支援診療所の創設と2012年（平成24年）の機能強化型在宅療養支援診療所・病院の創設があげられる。24時間体制や看取り数の報告が要件とされており、これらの診療所・病院が在宅医療の中心的な役割を担うことになる。一方で、2014年度の改定では、行き過ぎた"まとめ診療"のモラルハザードを抑制する意味もあって要件の厳格化が加えられた（同一建物における複数訪問時の管理料の引き下げ）。2016年度の改定では、在宅医療専門の診療所を保険医療機関として認め、在宅医療の適正化として患者の状態や居住場所に応じたきめ細やかな評価を行う方針が示された（図1-2-1）。

　2018年度の改定では、診療報酬、介護報酬、障害福祉サービス等報酬のトリプル改定となった。国は病院完結型医療から地域完結型医療・介護への移行を目指している。2025年に向けて、医療機能の分化と連携を図り、必要な医療・介護を提供できる体制を整備していく。2018年の診療報酬改定は、4つの柱から成り立っており、「地域包括ケアシステムの構築」と「医療機能の分化・強化、連携の推進」が重点項目である（図1-2-2）。在宅医療に関しては、質の高い在宅医療の確保として在宅医療の提供体制の確保、在宅患者の状態に応じた細やかな対応が示された

在宅医療における診療報酬

1986年	訪問診療の概念導入　寝たきり老人訪問診療料、各種の指導管理料の新設
1992年	在宅医療の包括点数の原型が誕生　寝たきり老人在宅総合診療料
1994年	各種指導料、管理料　在宅時医学管理料、在宅末期総合診療料、ターミナルケア加算
1996年	在宅末期医療の評価の充実　在宅患者末期訪問看護指導料新設等
2000年	24時間の在宅医療の提供体制の評価　24時間連携加算の創設
2004年	重症者・終末期患者に対する在宅医療の充実　在宅終末期医療の評価、重症者への複数回訪問看護の評価
2006年	在宅で療養する患者のかかりつけ医機能の確立と在宅療養の推進　在宅療養支援診療所の創設
2008年	高齢者医療制度の創設の充実と評価　在宅療養支援病院の創設
2012年	機能強化型在宅療養支援診療所・病院の創設
2016年	在宅医療の充実、適正化　在宅医療専門の診療所を保険医療機関として認める

図1-2-1　診療報酬体系からみた在宅医療の評価（厚労省「在宅医療の最近の動向」を基に作図）

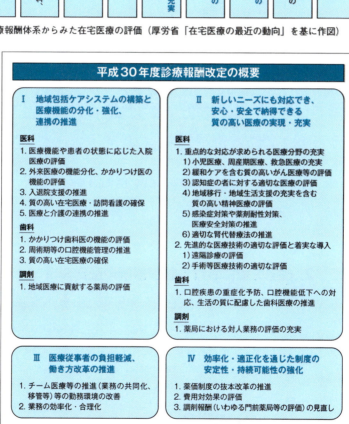

図1-2-2　平成30年度診療報酬改定の概要（厚労省資料を基に作図）

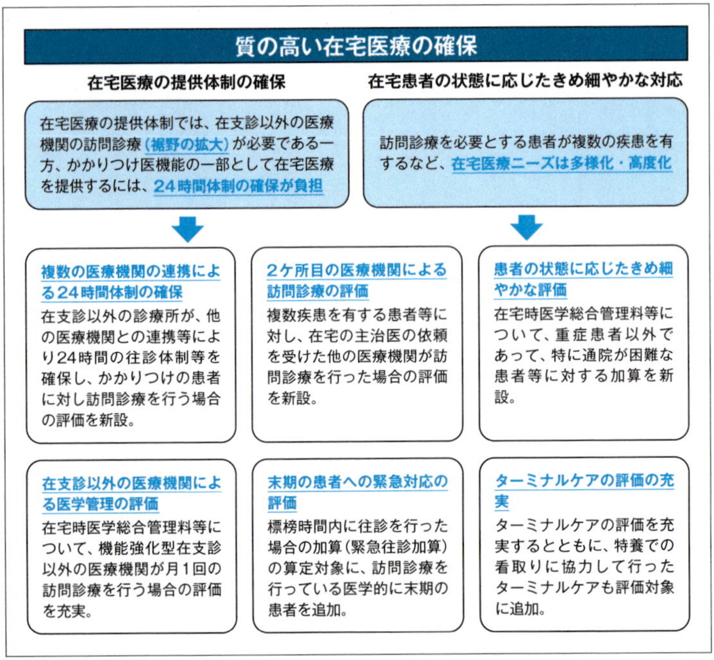

第1章 在宅医療の概況

図1-2-3 質の高い在宅医療の確保（厚労省資料を基に作図）

（図1-2-3）。

2. 在宅医療における診療報酬の基礎知識

　在宅医療の診療報酬は、①在宅時医学総合管理料と各種指導管理料、②往診・訪問診療料、③検査／注射／投薬／処置料など、④情報提供書／指示書料、⑤ターミナルケアに関する診療料に大別される。この診療報酬を理解していく上で必要な用語について解説する。

（1）往診と訪問診療

　「往診」はその都度の患者の求めに応じて出向く診療であり、他方で

「訪問診療」はあらかじめ医師が診療の計画を立て、患者の同意を得て定期的に患者の居宅に出向く診療であり、区別されている。どちらも在宅医療であるが、現在の在宅医療は、訪問診療が中心である。

(2) 在宅療養支援診療所

2006年の診療報酬改定時に設けられた。高齢者ができる限り住み慣れた家庭や地域で療養しながら生活できるように、さらに身近な人に囲まれて在宅での最期を迎えることも選択できるように設置された。療養病床が在宅医療の拠点として機能を転換する場合の転換先の1つでもある。すなわち、医療機関の療養病床が診療所に移行する際の選択肢となる。

在宅療養支援診療所は、在宅医療における中心的な役割を担うこととし、患家に対する24時間管理の窓口となり、必要に応じて他の病院、診療所、薬局、訪問看護ステーションなどとの連携を図りつつ、24時間往診および訪問看護を提供できる体制を構築し、届出要件を満たした上で地方厚生局または厚生局都府県事務所に届出ることが必要である。

在宅療養支援診療所の要件

- 保険医療機関たる診療所であること
- 当該診療所において、24時間連絡を受ける医師又は看護職員を配置し、その連絡先を文書で患家に提供していること
- 当該診療所において、又は他の保険医療機関の保険医との連携により、当該診療所を中心として、患家の求めに応じて、24時間往診が可能な体制を確保し、往診担当医の氏名、担当日等を文書で患家に提供していること
- 当該診療所において、又は他の保険医療機関、訪問看護ステーション等の看護職員との連携により、患家の求めに応じて、当該診療所の医師の指示に基づき、24時間訪問看護の提供が可能な体制を確保

第1章　在宅医療の概況

し、訪問看護の担当看護職員の氏名、担当日等を文書で患家に提供していること
- 当該診療所において、又は他の保険医療機関との連携により他の保険医療機関内において、在宅療養患者の緊急入院を受け入れる体制を確保していること
- 医療サービスと介護サービスとの連携を担当する介護支援専門員（ケアマネジャー）等と連携していること
- 当該診療所における在宅看取り数を年に1回報告すること

などである。
さらに2016年度の診療報酬の改定で、
- 在宅医療を提供した患者数を、在宅医療及び外来医療を提供した患者の合計数で除した値が0.95未満であること

が施設基準として追加された。

(3) 機能強化型在宅療養支援診療所・在宅療養支援病院

2012年の診療報酬改定で、機能を強化した在宅療養支援診療所が機能強化型在宅療養支援診療所として設けられた。要件は次のとおりである。

施設基準
- 在宅医療を担当する常勤医師が3名以上
- 過去1年間の緊急の往診実績が10件以上（2014年［平成26年］に5件から10件に改定された）
- 過去1年間の看取り実績が4件以上（2014年［平成26年］に2件から4件に改定された）

注）他の連携保険医療機関（診療所又は200床未満の病院）との合計でも可（患者からの緊急時連絡先を一元化する等の要件を満たすことが必要である）

（4）在宅医療を専門に実施する在宅療養支援診療所

2016年度の改定で、在宅医療を専門に実施する在宅療養支援診療所に対する評価が新設された。

在宅医療を専門に実施する在宅療養支援診療所の施設基準

診療所であって、現行の機能強化型の在宅療養支援診療所の施設基準に加え、以下を満たす必要がある。

- 在宅医療を提供した患者数を、在宅医療及び外来医療を提供した患者の合計数で除した値が0.95以上であること（1か月に初診、再診、往診又は訪問診療を実施した患者のうち往診又は訪問診療を実施した患者の割合が95％以上であること）
- 過去1年間に、5か所以上の保険医療機関から初診患者の診療情報提供を受けていること
- 当該診療所において、過去1年間の在宅における看取りの実績を20件以上有していること又は重症小児の十分な診療実績（15歳未満の超・準超重症児に対する総合的な医学管理の実績が過去1年間に10件以上）を有していること
- 施設入居時等医学総合管理料の算定件数を、施設入居時等医学総合管理料及び在宅時医学総合管理料の合計算定件数で除した値が0.7以下であること
- 在宅時医学総合管理料又は施設入居時等医学総合管理料を算定する患者のうち、要介護3以上又は当該管理料の「別に定める状態の場合」に該当する者の割合が50％以上であること

「別に定める状態の場合」という以下の付記もある。

①以下の疾病等に罹患している状態

末期の悪性腫瘍、スモン、難病の患者に対する医療等に関する法律に規定する指定難病、後天性免疫不全症候群、脊髄損傷、真皮を超える褥瘡

②以下の処置等を実施している状態

人工呼吸器の使用、気管切開の管理、気管カニューレの使用、ドレーンチューブ又は留置カテーテルの使用、人工肛門・人工膀胱の管理、在宅自己腹膜灌流の実施、在宅血液透析の実施、酸素療法の実施、在宅中心静脈栄養法の実施、在宅成分栄養経管栄養法の実施、在宅自己導尿の実施、植え込み型脳・脊髄電気刺激装置による疼痛管理、携帯型精密輸液ポンプによるプロスタグランジンI_2製剤の投与

(5) 在宅時医学総合管理料（在医総管）、施設入居時等医学総合管理料（施設総管）

在宅時医学総合管理料（在医総管）と施設入居時等医学総合管理料（施設総管）は、在宅医療における診療報酬の中核となる。

在医総管と施設総管は診療所または在宅療養支援病院、在宅療養支援病院以外の200床未満の病院が届出できる。これらの医療機関が通院困難な患者に対し、本人の同意を得て計画的な医学管理のもとに月2回以上の定期的な訪問診療をする場合に、月1回に限り算定する。ただし、訪問回数については2016年度の改定で月1回の訪問診療による管理料が新設された。対象となる患者は、在医総管が自宅で生活する人、施設総管は有料老人ホーム、養護老人ホーム、軽費老人ホーム、特別養護老人ホーム、サービス付き高齢者向け住宅、認知症グループホームの施設で生活する人である。

3. 2014年度の診療報酬改定の要点

在宅医療を担う医療機関の量的確保とともに、質の高い在宅医療を提供していくために、保険診療の運用上不適切と考えられる事例への対策も含めて、を主旨に在宅時医学総合管理料（在医総管）、特定施設入居時

等医学総合管理料（特医総管）の点数が大きく変更された。具体的には、在医総管、特医総管について、同一建物における複数訪問時の点数を新設し、その点数は従来の管理料の約4分の1と大幅に引き下げられた。ただし、緩和措置として、その減額は、月1回以上訪問診療料の「同一建物以外の場合」（833点）を算定した場合には行わないとされた。すなわち、同一建物の訪問診療を月2回行った場合、1回が複数患者の診療であっても、もう1回が同一日に一人しか診療しない場合には、同一建物以外の管理料（従来と同じ点数）を算定できるとした。

4. 2016年度の診療報酬改定の要点

在宅医療専門の診療所を保険医療機関として認めること、現行の在宅療養支援診療所の施設基準を追加し、この基準を満たさない場合には在医総管を減額すること、在医総管に月1回の訪問診療の場合の点数を新設することなどが大きな改定点である。

5. 2018年度の診療報酬改定の要点

在宅時医学総合管理料（在医総管）（**表1-2-1**）および施設入居時等医学総合管理料（施設総管）（**表1-2-2**）について、患者の状態に応じたきめ細やかな評価とするため、月2回以上の訪問診療を行った場合の在医総管・施設総管を適正化し、月1回の訪問診療を行っている場合の在医総管・施設総管を充実した。これにより月2回の点数は現行に比べて100点引き下げられた。一方、在支診・在支病、その他の医療機関が月1回訪問診療を行っている場合は、在支診・在支病が20点引き上げ、その他の医療機関は50点引き上げられた。

厚労省は2018年3月「人生の最終段階における医療・ケアの決定プロ

第1章 在宅医療の概況

表1-2-1 在宅時医学総合管理料（在医総管）（厚労省資料を基に改変）

区分	機能強化型在支診・在支病		在支診・在支病	それ以外
病床	病床あり	病床なし	—	—
在宅時医学総合管理料 (1) 別に厚生労働大臣が定める状態の患者に対し、月2回以上訪問診療を行っている場合 　① 単一建物診療患者が1人の場合 　② 単一建物診療患者が2〜9人の場合 　③ 単一建物診療患者が10人以上の場合	 5400点 4500点 2880点	 5000点 4140点 2640点	 4600点 3780点 2400点	 3450点 2835点 1800点
(2) 月2回以上訪問診療を行っている場合 　① 単一建物診療患者が1人の場合 　② 単一建物診療患者が2〜9人の場合 　③ 単一建物診療患者が10人以上の場合	 4500点 2400点 1200点	 4100点 2200点 1100点	 3700点 2000点 1000点	 2750点 1475点 750点
(3) 月1回訪問診療を行っている場合 　① 単一建物診療患者が1人の場合 　② 単一建物診療患者が2〜9人の場合 　③ 単一建物診療患者が10人以上の場合	 2760点 1500点 780点	 2520点 1380点 720点	 2300点 1280点 680点	 1760点 995点 560点
(4) 在宅緩和ケア充実診療所・病院加算 　① 単一建物診療患者が1人の場合 　② 単一建物診療患者が2〜9人の場合 　③ 単一建物診療患者が10人以上の場合	 400点 200点 100点			
(5) 在宅療養実績加算1 　① 単一建物診療患者が1人の場合 　② 単一建物診療患者が2〜9人の場合 　③ 単一建物診療患者が10人以上の場合			 300点 150点 75点	
(6) 在宅療養実績加算2 　① 単一建物診療患者が1人の場合 　② 単一建物診療患者が2〜9人の場合 　③ 単一建物診療患者が10人以上の場合			 200点 100点 50点	

※処方せんを交付しない場合は、300点を所定点数に加算する
※要介護2以上等の包括的支援加算の条件に該当する場合は、月1回150点を所定点数に加算する

在宅医療における診療報酬

表1-2-2 施設入居時等医学総合管理料(施設総管)(厚労省資料を基に改変)

区分	機能強化型在支診・在支病		在支診・在支病	それ以外
病床	病床あり	病床なし	—	—
施設入居時等医学総合管理料 (1) 別に厚生労働大臣が定める状態の患者に対し、月2回以上訪問診療を行っている場合 　① 単一建物診療患者が1人の場合 　② 単一建物診療患者が2〜9人の場合 　③ 単一建物診療患者が10人以上の場合	3900点 3240点 2880点	3600点 2970点 2640点	3300点 2700点 2400点	2450点 2025点 1800点
(2) 月2回以上訪問診療を行っている場合 　① 単一建物診療患者が1人の場合 　② 単一建物診療患者が2〜9人の場合 　③ 単一建物診療患者が10人以上の場合	3200点 1700点 1200点	2900点 1550点 1100点	2600点 1400点 1000点	1950点 1025点 750点
(3) 月1回訪問診療を行っている場合 　① 単一建物診療患者が1人の場合 　② 単一建物診療患者が2〜9人の場合 　③ 単一建物診療患者が10人以上の場合	1980点 1080点 780点	1800点 990点 720点	1640点 920点 680点	1280点 725点 560点
(4) 在宅緩和ケア充実診療所・病院加算 　① 単一建物診療患者が1人の場合 　② 単一建物診療患者が2〜9人の場合 　③ 単一建物診療患者が10人以上の場合	300点 150点 75点			
(5) 在宅療養実績加算1 　① 単一建物診療患者が1人の場合 　② 単一建物診療患者が2〜9人の場合 　③ 単一建物診療患者が10人以上の場合			225点 110点 56点	
(6) 在宅療養実績加算2 　① 単一建物診療患者が1人の場合 　② 単一建物診療患者が2〜9人の場合 　③ 単一建物診療患者が10人以上の場合			150点 75点 40点	

※処方せんを交付しない場合は、300点を所定点数に加算する
※要介護2以上等の包括的支援加算の条件に該当する場合は、月1回150点を所定点数に加算する

「別に厚生労働大臣が定める状態」
1. 以下の疾病等に罹患している状態
　末期の悪性腫瘍、スモン、難病の患者に対する医療等に関する法律に規定する指定難病、後天性免疫不全症候群、脊髄損傷、真皮を超える褥瘡

第1章　在宅医療の概況

2. 以下の処置等を実施している状態
人工呼吸器の使用、気管切開の管理、気管カニューレの使用、ドレーンチューブ又は留置カテーテルの使用、人工肛門・人工膀胱の管理、在宅自己腹膜灌流の実施、在宅血液透析の実施、酸素療法の実施、在宅中心静脈栄養法の実施、在宅成分栄養経管栄養法の実施、在宅自己導尿の実施、植え込み型脳・脊髄電気刺激装置による疼痛管理、携帯型精密輸液ポンプによるプロスタグランジンI_2製剤の投与

セスに関するガイドライン」（図1-2-4）を改訂した。2018年度の診療・介護報酬改定では、訪問診療料の在宅ターミナルケア加算、訪問看護のターミナルケア加算などの算定要件について同ガイドラインなどの内容を踏まえて対応することが追加された。2018年度の改定で新設された診療報酬について以下に示す。

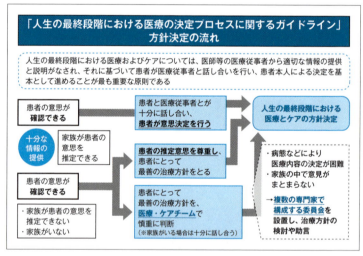

図1-2-4　「人生の最終段階における医療の決定プロセスに関するガイドライン」
　　　　　方針決定の流れ（イメージ図）（厚労省資料を基に作図）

（1）在宅患者訪問診療料Ⅰ

　　2　他の医療機関の依頼を受けて訪問診療を行った場合
　　　　同一建物居住者以外　　　　830点

在宅医療における診療報酬

　　　同一建物居住者　　　　　　178点
　　［算定要件］
　　　在宅時医学総合管理料等の算定要件を満たす他の医療機関の依頼を受けて訪問診療を行った場合に、一連の治療につき6月以内に限り（神経難病等の患者を除く）月1回を限度として算定する。
　　☆在宅で療養する患者が複数の疾病等を有している等の現状を踏まえ、主治医の依頼を受けた他の医療機関が訪問診療を提供可能となるよう、在宅患者訪問診療料の評価を見直す。

(2) 在宅患者訪問診療料Ⅱ
　　　併設する介護施設等の入居者の場合　　　144点（1日につき）
　　☆在宅患者訪問診療料について、併設する介護施設等への訪問診療の場合、訪問と外来の中間的な診療形態となることを踏まえ、併設する介護施設等の入居者への訪問診療を行った場合の評価を新設する。

(3) 在宅時医学総合管理料（在医総管）・
　　施設入居時等医学総合管理料（施設総管）
　　　包括的支援加算　　　150点（月1回）
　　［対象患者］
　　以下のいずれかに該当する場合
　　①要介護2以上に相当する患者
　　②認知症高齢者の日常生活自立度でランクⅡb以上の患者
　　③月4回以上の訪問看護を受ける患者
　　④訪問診療時または訪問看護時に、注射や処置を行っている患者
　　⑤特定施設等の入居者の場合には、医師の指示を受けて、看護師が痰の吸引や経管栄養の管理等の処置を行っている患者

第1章　在宅医療の概況

　　⑥医師の指導管理のもと、家族等が処置を行っている患者等、関係機関等との連携のためにとくに重点的な支援が必要な患者
　☆在宅時医学総合管理料（在医総管）および施設入居時等医学総合管理料（施設総管）について、患者の状態に応じたきめ細やかな評価とするため、一定の状態にある患者について、加算を新設する。

(4) 診療情報提供料Ⅰ
　　療養情報提供加算　　　　50点
　　［算定要件］
　　　保険医療機関が、患者の同意を得て、当該患者が入院または入所する保険医療機関、介護老人保健施設または介護医療院に対して文書で診療情報を提供する際、当該患者に訪問看護を定期的に行っていた訪問看護ステーションから得た指定訪問看護に係る情報を添付して紹介を行った場合に、50点を所定点数に加算する。

(5) オンライン診療料　　　　70点（月1回）
　　オンライン在宅管理料　　100点（月1回）
　　「未来投資戦略2017」（2017年6月9日閣議決定）で「遠隔診療について、例えばオンライン診察を組み合わせた糖尿病などの生活習慣病患者への効果的な指導・管理など、対面診療と遠隔診療を適切に組み合わせることにより効果的・効率的な医療の提供に資するものについては、診療報酬改定で評価を行う」とされた。これを受けて、オンライン診療料（70点）、オンライン医学管理料（100点）などが新設された。今回、オンライン診療の点数はあくまで対面診療を補完するものとして設けられたものであり、さまざまな要件が課されている（初診から6か月間は、毎月同一の医師による対面診療を行っていること、3か月連続しては算定できないなど）。オンライ

ン在宅管理料は、在宅時医学総合管理料（在医総管）の「月1回訪問の場合」の対象患者に対し、訪問診療と別の日にオンライン診察による医学管理を行った場合に、在宅時医学総合管理料（在医総管）の「月1回訪問の場合」の点数に加算する。

6. 在宅医療の診療報酬の基本構成

　在宅医療の診療報酬は、在宅時医学総合管理料（在医総管）（**表1-2-1**）、施設入居時等医学総合管理料（施設総管）（**表1-2-2**）、在宅患者訪問診療料（**表1-2-3**）、往診料（**表1-2-4**）が基本となる。これに患者の状態に応じて算定する報酬（在宅療養指導管理料、薬剤料、特定保険医療材料料、検査料、注射、在宅ターミナルケア加算など）、指示書関係、連携体制に関わる報酬が加わる。

　在宅患者訪問診療料は、通院が困難な者に対して計画的な医学管理のもとに定期的に訪問して診療を行った場合に週3回を限度に算定できる（**表1-2-3**）。往診料は患者の求めに応じて患家を訪問して診療を行った場合に算定する（720点）。なお、診療に従事している時間内に緊急に行う往診、夜間・休日（深夜を除く）の往診、深夜の往診を行った場合には次に掲げる点数をそれぞれ所定点数に加算する（**表1-2-4**）。

　在宅医療において検体検査の診療報酬は、在宅時医学総合管理料などの管理料に加えて、検体検査料、検体検査判断料、採血料として算定する。検査料についての在宅医療での診療報酬はまだあまり議論されてきていないが、検査結果がその場で得られ、病態の把握や直ちに治療に反映できるPOCT（Point of Care Testing）のような検査の使用は、医療従事者にとっても患者にとっても利益をもたらすと思われている。診療報酬では、現在、外来迅速検体検査加算が設けられているが、引き続き報酬面での検討は望まれる。

第1章　在宅医療の概況

表1-2-3　在宅患者訪問診療料（厚労省資料を基に改変）

訪問診療料（Ⅰ）-1（同一建物以外の場合）	833点
訪問診療料（Ⅰ）-1（同一建物の場合）	203点
訪問診療料（Ⅰ）-2（同一建物以外の場合）	830点
訪問診療料（Ⅰ）-2（同一建物の場合）	178点
訪問診療料（Ⅱ）	144点

（算定要件）
① 同一建物の場合の訪問診療料（在医総管、特医総管）を算定した場合は、訪問診療を行った日における当該医師の在宅患者診療時間、診療人数、要介護度、認知症の日常生活自立度等について記録し、診療報酬明細書に添付すること
② 訪問診療を行うことについて患者の同意を得ること
③ 訪問診療が必要な理由を記載すること

※訪問診療料（Ⅰ）-2は、他の医療機関の依頼により診療を求められた傷病に対して訪問診療を行った場合に算定する。
※訪問診療料（Ⅱ）は、介護施設等に併設される医療機関が、その施設の入居者に訪問診療を行った際に算定する。

表1-2-4 往診料とその加算（厚労省資料を基に改変）

区分		機能強化型在支診・在支病		在支診・在支病	それ以外
病床		病床あり	病床なし	—	—
往診料	日中の時間帯	720点			
各種加算	診療従事中の緊急往診	850点	750点	650点	325点
	夜間・休日 （18時から翌朝8時まで）	1700点	1500点	1300点	650点
	深夜 （22時から翌朝6時まで）	2700点	2500点	2300点	1300点
	在宅療養実績加算1、2	—	—	1：75点 2：50点	—
	在宅緩和ケア充実診療所・病院加算（緊急、夜間・休日又は深夜の往診）	100	100	—	—
	診療時間加算（1時間を超えた場合は30分又はその端数ごとに）	100点			
	死亡診断加算	200点			

※在宅療養実績加算、診療時間加算、死亡診断加算は、各加算の点数を明記すること。在宅療養実績加算1は機能強化型以外の在支診・在支病で過去1年間の緊急往診の実績が10件以上かつ看取りの実績が4件以上あること。在宅療養実績加算2は機能強化型以外の在支診・在支病で過去1年間の緊急往診の実績が4件以上かつ看取りの実績が2件以上あること、緩和ケアに係る適切な研修を修了している常勤の医師がいること。

［賀来雅弘］

参考文献
1) 臨床検査振興協議会監修．在宅医療チームのための臨床検査（小谷和彦，宮島喜文編集），じほう，東京，2016．
2) 小谷和彦．在宅医療における臨床検査〜地域医療の視点や診療報酬の改定も含めて〜．医療と検査機器・試薬，41，466-469，2018．

第2章 在宅医療における臨床検査の実際

2.1 在宅診療医の1日

在宅医療の1日を例示する

AM8:45

朝は、クリニックの一室でのミーティングから始まる。医師、看護師、医療相談員（MSW）、医療事務らの職員全員が集まり、前日の診療状況（新規開始者、終了者、入退院、臨時往診など）、夜間のオンコール・往診の報告、本日の訪問スケジュール、各人の行動予定などが話し合われる。患者の情報や職員の予定を共有することは必須である。

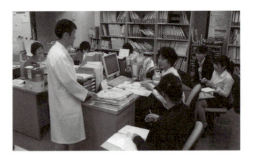

在宅診療医の1日

AM9:30
診療車に医師、看護師、運転手が同乗し訪問診療へ出発する。安全第一である。

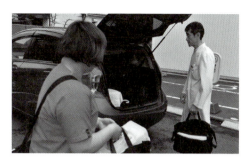

PM12:00頃
午前の訪問診療が終了し、クリニックへ戻る。診療録への記載、処方や文書の作成、電話連絡を行う。

PM1:30
午後の診療へ出発する。

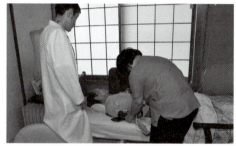

PM4:00～5:30頃
午後の診療が終了し、クリニックで診療録や、文書記載と管理を行う。

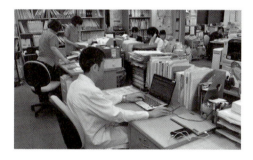

▶個人の自室のほかに、グループホームや有料老人ホームなどの施設入居先に訪問診療を行う。

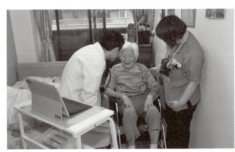

▼インスリン自己注射を行っている場合には血糖値の自己測定を患者（あるいは家族）が行う。

▼高齢者では寝たきりやおむつの使用によって尿路感染を起こしやすい。自己採尿が困難で導尿して尿検査を行う場合がある。

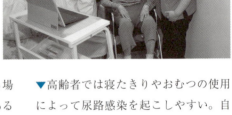

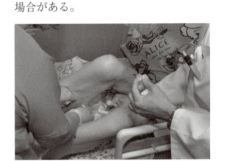

▼インフルエンザ感染症を疑う発熱があった場合、ベッドサイドでインフルエンザウイルスの迅速検査を行うことによって抗ウイルス薬を早期に処方できる。

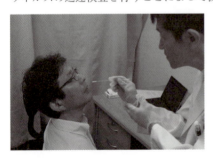

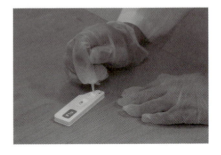

▶持ち運びの可能な検査機器を持参してベッドサイドで検査を行う。凝固検査のコアグチェック®を用いてPT-INRを測定し、ワーファリンの投与量を調整できる。

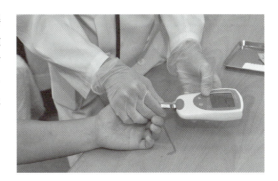

▶採取した血液は検査センター（衛生検査所）に提出することもある。

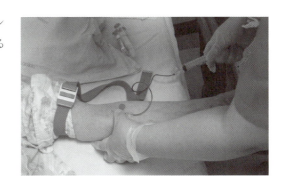

▶褥瘡をケアする。褥瘡に感染を併発することがあり、発熱、排膿などの感染を疑う徴候があるときには必要に応じて培養検査を行う。

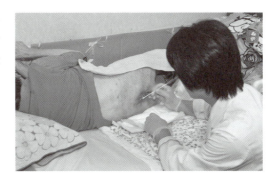

［賀来雅弘］

2.2 訪問看護ステーションでの看護師の1日

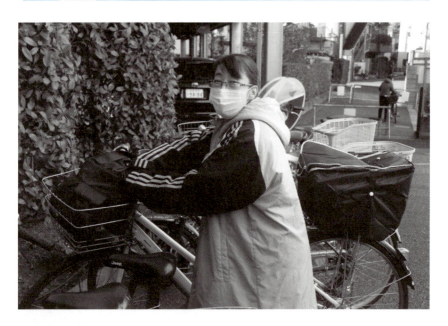

AM9:00

朝はミーティングから始まる。まず管理者が新規患者の状況や連絡事項を伝達する。患者の急変などの全員で共有すべきことを職員が自由に報告する。その後は、訪問看護やリハビリテーションのチームごとに打ち合わせをする。

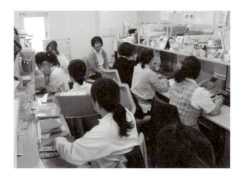

AM9:50

脳梗塞の後遺症があるAさんの自宅に出発した。訪問看護では、バイタルサイン（血圧、体温、脈拍、血中酸素飽和度）の測定と聴診器を使った肺音の確認は、必ず実施している。この日、ケアマネジャー、デイサービスと福祉用具（ベッド）の担当者が同席し、介護者の妻とともに、どのような介護サービスを利用するのがよいかについても話し合った。訪問看護師も専門的な立場から意見を述べる。

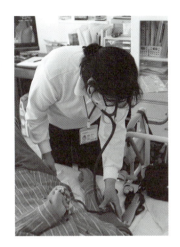

AM11:00

パーキンソン病を主病とするBさんの自宅を訪問した。介助をしながら本人の服薬や日常生活動作の様子を、介護者の妻から聞き取る。バイタルサイン測定後は、舌を動かすことによって嚥下機能の低下を防ぐ体操を、イラストに従って、発声しながら行った。
介護者の心身のケアも訪問看護師の重要な業務である。この日は妻の体調を確認し、介護負担を一時的に減らすためにレスパイトケアの利用を勧めた。

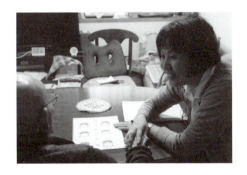

第2章 在宅医療における臨床検査の実際

PM1:15

神経難病を主病とするCさんの自宅に出発した。

退院翌日の訪問で、入院中のケアが要約された退院時サマリーを事前に確認し、予定していた業務の内容や流れを柔軟に変更した。この日に行ったのは、気管切開チューブや胃ろうの管理、痰の吸引、体位変換、排泄ケアであった。滞在時間は90分程度であった。

日ごろから連携する在宅の担当医やホームヘルパーに対してそれぞれ共有するノートに必要な記録を残して、次に向かうことにした。

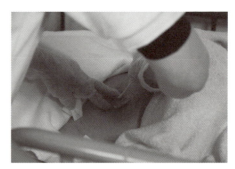

PM4:00

悪性リンパ腫を主病とするDさんの自宅を訪問した。治療が奏功しており、服薬、食事、運動といった日常生活を聴取して必要な指導を行ったり、患者の不安を取り除いたりするのが訪問の目的だった。

PM5:00

ステーションに帰った。訪問先で行った業務を記録するとともに、必要に応じて在宅の担当医をはじめ他職種のメディカルスタッフへの連絡を行った。

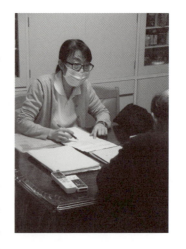

訪問看護ステーションでの看護師の1日

> **ここに登場した訪問看護ステーションの状況**
>
> 看護師（5人、非常勤1人）、リハビリテーション専門職（3人、非常勤1人）、事務員（1人）が所属している。ステーションから半径2キロ圏内を担当しており、医療保険・介護保険を合わせて100人程度の患者に対して職員は原則として決まった患者を受け持っている。1日当たりの訪問件数は3～5件で、移動には自転車を使用している。

▶フットケアの場面を示す。足の感覚が鈍ると傷に気が付きにくくなり、感染症を引き起こすこともある。爪を切ることができずに困っている人もいる。爪を軟らかくするために足浴後に足を洗浄し、爪切りを行うこともある。また、けがの予防のために、日常生活の動線上の障害物の有無をチェックする。

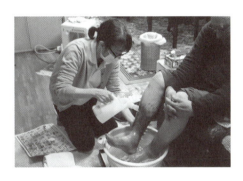

▶訪問看護師の7つ道具を示す。爪切りは状態に応じて使い分ける。清潔を保つためのアルコール消毒綿は体温計を拭ったりするのにも活躍し、写真には映っていないが、使い捨ての手袋も欠かせない。パルスオキシメーターの左側にあるのはペンライトで、瞳孔反射を確認するときや口腔内など体の細部を確認するときに使う。

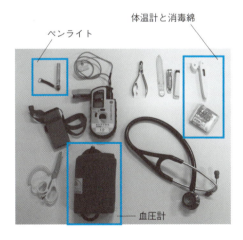

第2章　在宅医療における臨床検査の実際

2.3 在宅医療に関する臨床検査技師の1日

はじめに

　在宅医療は、大規模都市圏（都市型）でも山間部や離島を含めた地方（地方型）でもみられる。各型で代表的な在宅医療施設を紹介する。

1. 地方型施設

　岩手県遠野市は岩手県南部に位置し、人口2万8千人程度（平成27年度国勢調査結果）である。65歳以上の人口は37.4%の高齢化率である。岩手県立遠野病院は、大正15年に設立されてからこの周辺地域では唯一の総合病院であり、外科・内科を含めて12科を標榜する。遠野病院の訪問診療は1983年から開始された。きっかけは、退院後に農業の繁忙期で家族は忙しく、通院するための人手も交通手段もなく、病状が悪化して、寝たきりから再入院となるケースが散見されたからである（図2-3-1）。そこで、病院の診療だけでなく"遠野方式在宅

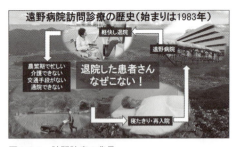

図2-3-1　訪問診療の背景

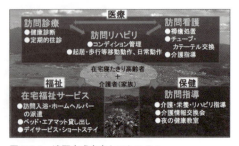

図2-3-2　遠野方式在宅ケアシステム

ケアシステム"として患家に行って診療することが考えられた。遠野市の保健・福祉関係のスタッフと一体になり、1つのチームとして患者と介護者の在宅生活をサポートする取り組みとなっている（図2-3-2）。病院内の合言葉としては「病院の外来機能を全部丸ごと出前する」として、医師・看護師・臨床検査技師等の職種が連携している（図2-3-3）。診察から検査、治療、さらには医療相談までを行う。臨床検査技師は心電図を記録し、その場で医師が波形を確認することで迅速な対応

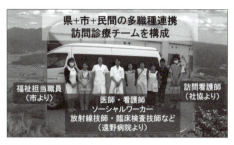

図2-3-3　在宅医療チーム

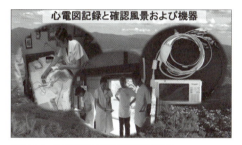

図2-3-4　在宅医療の現場での臨床検査

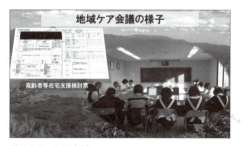

図2-3-5　ケア会議

を可能にしている（図2-3-4）。簡易な検査だけでなく、臨床検査技師と話し合って、精査のために検体を持ち帰って病院で検査することもある。1日の終了時点で、訪問したチームが集まってケア会議を開催し、今後の診療計画を決定している。臨床検査技師もその中の一員である（図2-3-5）。

第2章　在宅医療における臨床検査の実際

　臨床検査技師は「訪問診療に携わることで、患者および家族目線での医療の意味、医療従事者としての俯瞰的視野からの在宅医療の理解、そしてより良いサービスを提供するための多職種連携と協働の大切さを実感している」と感想を述べ、臨床検査技師の立場から専門性を十分に発揮できる環境を模索していくとしている。この遠野方式のシステムを継続していくためにも、多職種協働の視点を取り入れ、臨床検査技師としての専門性も取り入れながら発展させていきたいと考えている。

2. 都市型施設

　文京根津クリニック（任博院長）は東京都文京区に位置し、近くには大学病院が存在する大規模都市圏での在宅医療を実施している。年間（ある年）の訪問診療は2,839回で、往診としては367回と多忙な毎日にみえる（**図2-3-6**）。対象者は寝たきりや認知症などで通院が困難な方、在宅での酸素やカテーテルなどの医学管理が必要とされている方など、疾病のために主に独力で

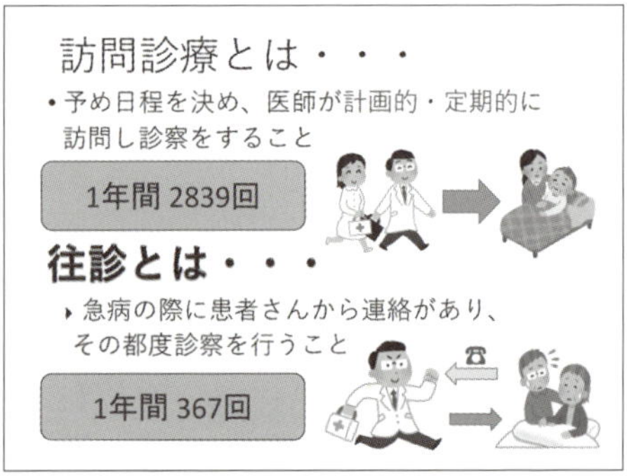

図2-3-6　根津クリニックにおける訪問診療と往診

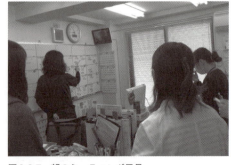

図2-3-7　朝のミーティング風景

の通院による療養が困難な方としている。

まず、朝のミーティングで前日と夜間の状況を含めた患者の状態の申し送りと本日の予定の確認を行う（図2-3-7）。その後、診療で必要となるバッグの中身（必要な医療物品、検査試薬、機器）の確認を行って、訪問診療へ出発する（図2-3-8）。訪問先では、医師による医療面接とバイタルサイン（血圧、酸素飽和度、脈拍、体温）の測定（図2-3-9）の後に臨床検査（心電図や超音波検査、検体採取など）を行う。訪問に同行している臨床検査技師が臨床検査を実施する（図2-3-10）。この間、医師は患者への処方箋の作成、治療計画の検討、家族への説明を行い、効率の良い診療に務めている。レポート作成のような事務的な業務についても医師とともに臨床検査技師が協働している（図2-3-11）。

文京根津クリニックでは、原則として医師と臨床検査技師の2人が

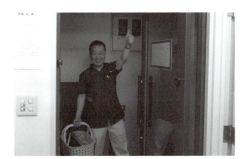

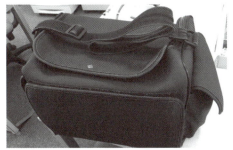

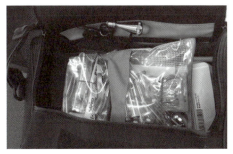

図2-3-8　訪問診療バッグ

第2章　在宅医療における臨床検査の実際

チームとなって訪問する。点滴治療に関しては訪問看護ステーションに依頼する。各種の処置は、訪問看護ステーションに依頼することで対応できるため、看護師に代わる職種として臨床検査技師とチームになることを考えたという。臨床検査技師は、例えば採血指示が出た際、「前回と同じでいいのか。ワーファリンを使っているためAPTTやPTといった凝固系の検査も追加すべきか」というように、検査項目の提案もしている。

在宅医療の現場において臨床検査技師のできることは、①採血できる、②検査データがある程度読める、③超音波検査ができる、④心電図検査ができる、

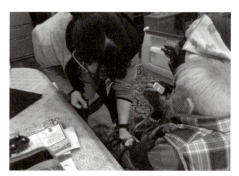

図2-3-9　臨床検査技師としての業務
（バイタルサインの測定）

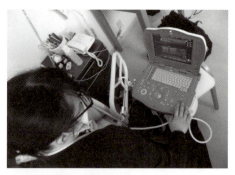

図2-3-10　臨床検査の業務
（採血、心電図検査、超音波検査）

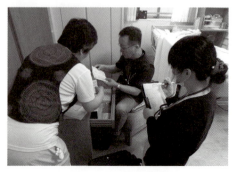

図2-3-11　同行者としての事務的業務

⑤各種のPOCTができるなどがあげられる。「今まさに、入院医療から在宅復帰への促進のための医療提供体制を整える動きがすすんでいるため、臨床検査技師はそのニーズを切り口とし、在宅医療に参画できると思われる。組織として、また行政に対しても連携を取り、地域医療で活躍する姿をもっとアピールすべきではないのか」と、任先生は話した。

［深澤恵治］

第3章　在宅医療で実施される臨床検査の概要

3.1　在宅医療で実施可能な検体検査

1. 必要とされる検体検査項目

　　在宅医療では入院あるいは外来に比べて実施可能な検査項目は限定されるが、定期的な病態把握あるいは急な容態の変化を知る上で実施可能な臨床検査を実施することは有用である[1]。以下のように、在宅医療では慢性期と急性期において実施すべき検査項目は異なる。

想定検査セット（例）

慢性期

- 肝機能検査：総蛋白、アルブミン、総ビリルビン、AST、ALT、ALP、γ-GT、Ch-E、LD
- 腎機能検査：総蛋白、クレアチニン、尿酸、尿素窒素、Na、Cl、K、尿検査
- 糖代謝検査：血糖、HbA1c
- 脂質代謝検査：総コレステロール、中性脂肪、HDLコレステロール、LDLコレステロール
- 心機能検査：総蛋白、AST、LD、CK、CRP、心筋トロポニン、BNP/

NT-proBNP
- ◆栄養状態の検査：総蛋白、アルブミン、ヘモグロビン、リンパ球数など
- ◆抗凝固療法中のモニタリング：プロトロンビン時間（PT）
- ◆貧血（慢性）：白血球数、白血球分画、赤血球数、ヘモグロビン、ヘマトクリット、血小板数、網状赤血球数、総蛋白、蛋白分画、T-Bil、D-Bil、AST、ALT、LD、尿素窒素、クレアチニン、血清鉄、UIBC、フェリチン、ビタミンB_{12}、葉酸
- ◆その他：薬物血中濃度など

急性期

- ◆出血（急性）：白血球数、赤血球数、ヘモグロビン、ヘマトクリット、血小板数、T-Bil、D-Bil、AST、ALT、LD、尿素窒素、クレアチニン、プロトロンビン時間（PT）、活性化部分トロンボプラスチン時間（APTT）、フィブリノーゲン、血中FDP、D−ダイマー、尿検査
- ◆感染症：重症度の判定として白血球数、CRP、プロカルシトニン、感染部位、起因病原体の推定としてインフルエンザウイルス検査、微生物検査、尿検査
- ◆心筋梗塞：白血球数、AST、ALT、LD、CK、CK-MB、CRP、心筋トロポニン
- ◆急性心不全、慢性心不全の急性増悪：白血球数、赤血球数、ヘモグロビン、ヘマトクリット、T-Bil、D-Bil、AST、ALT、LD、尿素窒素、クレアチニン、CK、CRP、BNP/NT-proBNP

2. 実施可能な臨床検査の方法

在宅医療で実施できる検査の方法としては、POCT（Point-of-Care Testing）、施設内検査、外注検査の3つの選択肢があり、以下にそれぞれの特徴をまとめた[1]。在宅医療では各検査方法の特徴を理解した上で、病態や診療目的あるいは検査の迅速性の有無に応じて、方法を選択し、実施することが肝要である。

(1) POCT

持ち運びが容易な簡易検査法で、特別な設備や電源がなくても実施できる。最大の特長は検査結果を数分程度の短時間で得られることであるが、医療施設や外注検査センター（衛生検査所）で日常的に実施できる検査と比較すると感度や定量性については限界がある。したがって本検査法は、容体が急変した場合や心筋梗塞や感染症のような迅速な判断を必要とする場合などで、有用な検査となる。しかし、巻末の資料の「POCT対応機器・試薬一覧」にまとめたように、現在、薬事承認され健康保険が適用された検査で在宅医療でも実施可能なPOCT種は多い。慢性期の病態把握の目的としても広く使用できる。

POCTでカバーされる領域

- ◆生化学検査、糖尿病関連検査、尿検査、感染症検査、心筋マーカー検査、CRP検査、白血球数、電解質検査、呼吸機能検査、経皮ガス検査、アンモニア検査、血液凝固検査、癌スクリーニング検査、妊娠診断、超音波検査

なお、尿検査、感染症検査、心筋マーカー、白血球数検査などに対する専用の装置と試薬を用いた検査方法では、測定装置にバッテリーが装

備されており、電源がなくても実施できる。また、装置の保守点検方法や修理方法はメーカーや機種によっても異なっていることから、使用する前にあらかじめメーカーに確認しておく。

(2) 血糖自己測定

　主としてインスリン治療を受けているような糖尿病を有する患者自身は、医師の処方の下で血糖の自己測定を行う。この血糖自己測定（self-monitoring of blood glucose：SMBG）に対する機器があり、一般的には自宅で日常的に血糖を管理する場合に使用される。在宅医療でも使用され得る。

(3) 在宅医療を行う医療施設内での検査（施設内検査）

　POCTのように持ち運びはできないが、在宅医療の拠点となる診療所や病院で設置され、使用される検査システムがある。本書の「資料」に示したように、一般生化学検査、電解質検査、血球数およびCRPなどで、検査実施件数の多い項目が対象となっている。生化学検査ではドライケミストリー法を用いたり、血球数検査には電気抵抗法を用いたりしており、特別な設備や試薬調製などの必要がなく簡便に実施でき、検査結果を得るまでの時間が数分と短い。しかし、一般の病院検査室や検査センター（衛生検査所）で実施されている検査に比べると感度や精度ではやや劣る傾向はある。なお、装置の保守点検方法や修理方法はメーカーや機種によって異なっていることから、使用する前にあらかじめメーカーに確認しておく。

(4) 外注検査

　一般の診療所や病院での検査と同様に、在宅医療の現場で検体を採取し、これを持ち帰って検査センター（衛生検査所）に外注して検査を実

施することも可能である。多項目の検査が実施可能であり、感度や定量性などの検査精度も高い。緊急性を必要としない場合や入院あるいは通院していた医療機関と同等の検査結果を得たい場合に有用である。

なお、検体収集の方法、実施可能な検査の項目、方法や検査結果報告までの時間（日数）などは検査センター（衛生検査所）ごとで異なる場合があるので、外注依頼先にあらかじめ確認する。

［坂本秀生、小谷和彦］

参考文献
1) 臨床検査のガイドライン JSLM2015検査値アプローチ／症候／疾患．日本臨床検査医学会ガイドライン作成委員会（編）．宇宙堂八木書店，東京，2015．

3.2 在宅医療で実施可能な生理機能検査

はじめに

　生理機能検査は、非侵襲的または低侵襲的に、しかもその場で病状を把握できる特長を有する。このことは在宅医療の現場でも、疾病の増悪を予防したり、早期に治療をしたりするのに役立っている。昨今、在宅医療の現場で行い得る生理機能検査の項目が増えてきた。いくつかの生理機能検査を紹介する。

1. 心電図検査

　心電図検査は、基本的な検査項目である[1]。定期的な健診の意味で実施されたり、心房細動、虚血性心疾患、心不全のような病状の評価あるいは薬剤の影響の評価をしたりする際に実施される。心停止の判断に実施されることもある。不整脈の診断において、日常生活を送りながら携帯式の心電図を記録することは広く行われている。特に、連続した24時間の心電図計測を行うホルター心電図、また心疾患に関わるイベントが発生した時間を中心に間欠的に測定するイベント心電図がある[1,2]。

　ホルター心電図では、患者が意識せず連続した心電図を計測することから、例えば無症候性の異常の検出に有用である[3]。発生頻度が低い不整脈の場合には検出できない場合もあることから必要時にはホルター心電図を繰り返し行わなければならないこともある[4]。イベント心電計は、患者が心電図装置を装着中に症状を自覚した際にボタンを押すと、ボタンを押す60秒前からボタンを押した後の27秒間の合計87秒間の心電図波形を記録する機器である[5]。24時間ホルター心電図のように限定された時間では生じない程度の頻度の低い不整脈の検出では、イベント心電図のほうが有用性を示す場合がある。例えば、侵襲後に発生する心

第3章 在宅医療で実施される臨床検査の概要

房細動の検出はイベント心電図が有用との報告もみられる[2]。

なお、在宅医療の現場で心電図検査を行う場合には、医療施設内で実施するのと異なる環境にあることを意識しておくことは若干の留意点になる。ノイズ障害や感染への留意が挙げられる[1]。

2. 血圧測定

血圧の測定は在宅医療でも基本中の基本と言ってよい（バイタルサインの1つである）。家庭用血圧計もまた普及しており、自己管理のツールにもなっている[6]。血圧計を装着して1日の生活を送りながら15～30分おきに自動で血圧の測定を行うために24時間血圧計は使われる。これは持続性高血圧、早期高血圧、夜間高血圧、仮面高血圧の診断に有用である。仮面高血圧の脳心血管合併症発症率は正常高血圧群の3倍と報告されており[7]、診断ならびに治療方針の決定にも役立つ。

3. ピークフローメーター検査

呼気の流量の最大値（最大呼気流速度）をピークフローと呼ぶ。ピークフローメーターでピークフローを測定する。この適応となる疾患として気管支喘息が有名である。無症状の際でも測定値の異常が検出できるほど鋭敏に病状を観察できる[8]。喘息の治療のコントロールを判断する上でも役立つ。ピークフロー値を自己管理することで、対処法が可能となる。例えば、その値から自動的に計算された％ピークフローレベルがレッドゾーンであれば、緊急受診の指標になる。ピークフローメーターの個人使用には喘息管理料（保険収載）がある。

4. スパイロメトリー

スパイロメーターで呼吸機能は検査できる[9]。慢性閉塞性肺疾患（chronic obstructive pulmonary disease：COPD）は、1秒率で70％未満

の場合に疑われる。在宅医療ではCOPDの診療も行われ、酸素療法を受けている場合もある[9～11]。自己測定できるスパイロメーターも発売されており、COPDの早期発見も期待されている。

5. パルスオキシメーター／経皮CO_2モニター

パルスオキシメーターは、経皮的に酸素飽和度を測定でき、1980年代後半から導入され今では広く普及し、在宅医療の現場でも活用されている[12,13]。経皮的二酸化炭素分圧（$PtcCO_2$）を測定する装置も存在している[14]。$PtcCO_2$の測定は、動脈血二酸化炭素分圧と違い、非観血的で連続的なモニタリングが可能であるといった利点がある。また、在宅医療の現場で使用できる呼気CO_2測定機器もあり、呼吸不全を評価し得る[15]。

6. ポリソムノグラフィー

睡眠時無呼吸症候群の診断基準には、ポリソムノグラフィーによって測定される1時間当たりの無呼吸と低呼吸の和である無呼吸低呼吸指数（Apnea-hypopnea index：AHI）が5よりも大きいことが含まれている[16]。AHIが20以上の場合に治療の適応になる。簡易なポリソムノグラフィーでは、無呼吸や低呼吸の状態、心電図、酸素飽和度が測定できる[16]。これは自宅で検査できる[16]。

7. 超音波検査

携帯用の超音波検査装置が発売され、在宅医療の現場で使用されるようになってきた[17]。これについては別稿で採り上げることにしたい（後述）。

おわりに

在宅医療で実施できる生理機能検査は多種多様である。検査の目的も疾病の早期発見、診断、治療の判断やモニタリングとさまざまにある。

第3章　在宅医療で実施される臨床検査の概要

心電図をはじめとして一部の検査は測定データを，情報通信技術で活用するような動向もみられる．今後のさらなる技術的進歩が期待される．

なお，本書の資料に生理機能検査の一覧表が作成されている．参考にしていただけると幸いである．

[柿島博、小谷和彦]

引用文献

1) 山崎家春、小谷和彦．在宅医療における心電図検査：普及に向けての課題と提案．臨床検査　3018；62：1635-1637．
2) 芦原貴司，中澤優子，八尾武憲，ほか．肺静脈隔離術後における心房細動再発と自覚症状：携帯型心電計による検討．心電図　2007；27（4）：307-316．
3) Page RL, Wilkinson WE, Clair WK, McCarthy EA, Pritchett EL. Asymptomatic arrhythmias in patientswith symptomatic paroxysmal atrial fibrillation and paroxysmal supraventricular tachycardia. Circulation 1994; 89: 224-227.
4) 携帯心電図に関する日本心電学会ガイドライン作成委員会．携帯心電図に関する日本心電学会ステートメント．心電図　2006；26：871-937．
5) 〆谷直人．コミュニティ・在宅利用の循環機能検査について．臨床病理　2016；64（4）：433-436．
6) 桑島巌．家庭用血圧計と24時間自動血圧測定器（ABPM）．成人病と生活習慣病　2012；42（4）：464-468．
7) Bobrie G, Chatellier G, Genes N, et al. Cardiovascular prognosis of "masked hypertension" detected by blood pressure self - measurement in elderly treated hypertensive patients. JAMA 2004; 291: 1342-1349.
8) 細野恵子．北海道における気管支喘息息児のコントロール状態と家庭での自己管理との関連性．名寄市立大学紀要　2012；6：39-47
9) 松岡緑郎．簡易型（個人用）スパイロメーター．成人病と生活習慣病　2012；42（4）：392-395．
10) 井上博雅，相沢久道，石坂彰敏，ほか．生活習慣病対策におけるCOPDの重要性．日本呼吸会誌46；583-591，2008．
11) Vandevoorde J, Verbanck S, Shuermans D.et al. Obstructive and restrictive spirometric pattern: fixed cut-offs for FEV1/FEV6 and FEV6. Eur Respir J 2006; 27: 378-383.
12) 宮坂勝之，朝原章二．酸素飽和度の連続モニター．小児内科　1987；19：309-313．
13) 中川聡，尾崎由佳，鈴木康之，近藤陽一，宮坂勝之．家庭に進出する検査-酸素飽和度．小児科診療　2003；66（2）：226-230．
14) 福家聡．一般病棟でこそ使ってみよう！経皮的CO_2モニタリング装置（TOSCA）．日本呼吸ケア・リハビリテーション学会　2017；26（3）：469-474．
15) 小川浩正．人工呼吸療法CO_2測定の有用性．難病と在宅ケア　2018；24（7）：50-53．
16) 赤柴恒人．睡眠時無呼吸症候群（SAS）．臨床病理レビュー　151：59-67．
17) 鬼平聡．携帯エコーを使いこなす　在宅医療．成人病と生活習慣病　2015；45（4）：489-497．

3.3 疾病や病態からみた臨床検査の使い方

1. 在宅医療で好発する疾患

在宅医療ではサルコペニアやフレイルを有して通院困難な高齢者が多く、以下のような基礎疾患がしばしばみられる。
① 脳血管障害後遺症
② 認知症
③ 高血圧症
④ 慢性心不全
⑤ 糖尿病
⑥ 脂質異常症
⑦ 慢性呼吸不全
⑧ 運動器疾患（骨粗鬆症、脊椎骨折、大腿骨骨折、変形性関節症、ロコモティブシンドロームなど）
⑨ 悪性腫瘍
⑩ 神経難病（パーキンソン病関連疾患、筋萎縮性側索硬化症など）

慢性疾患として臨床検査による管理の対象としては慢性心不全、慢性呼吸不全、慢性腎臓病、糖尿病、脂質異常症があげられる。急性期の病態としては感染症、脱水、急性冠症候群、脳血管障害などで、慢性疾患の急性増悪としては慢性心不全や慢性呼吸器不全の急性増悪などがあげられる。

慢性期においては、主に生化学項目の臨床検査を行い、迅速性よりも検査値のトレンドをモニタリングすることで対象者の病態を把握することが中心となる。急性期においてはその原因を迅速に特定するための検査を行い、処置を早期に行うことが必要である。

2. 慢性疾患と急性疾患における検体検査の具体例

慢性疾患の具体例として、慢性心不全を、そして急性疾患の具体例として意識障害を取り上げる。

(1) 慢性心不全

慢性心不全の臨床検査として、BNP（脳性ナトリウム利尿ペプチド）またはNT-proBNP（N末端プロBNP）をはじめとする血液検査、心電図検査、心エコー検査、胸部X線検査があげられる。心不全では重症度と関連してBNPおよびNT-proBNPの血中濃度が上昇し、心不全の予後予測因子として参考となる。経時的に測定することで、心不全のコントロールも評価できる。

(2) 意識障害

急な意識障害を生じた患者に対し、その原因を把握することは極めて重要である。迅速で正確に測定結果が得られる検査も必要である（意識障害の原因をアイウエオチップスと覚えると便利：**表3-3-1**)[1]。

在宅医療における臨床検査としては、意識障害が脳に起因しているのか、脳以外に起因しているのかを分別し、脳以外に起因している場合は、肝性昏睡なのか糖尿病性昏睡なのかを特定することで処置を施しやすくなる。この場合には、項目として血糖、クレアチンキナーゼ、D-ダイマー、電解質を測定することは早期診断の一助となる。

表3-3-1 意識障害の原因—アイウエオチップス（AIUEOTIPS）[1]

A	alcohol	アルコール	急性アルコール中毒など
I	insulin	インスリン	糖尿病性昏睡（DKA、低血糖など）
U	uremia	尿毒症	代謝性疾患（尿毒症など）
E	electrocardiography endocrinology encephalopathy	心電図 内分泌学的異常 脳症	アダムス・ストークス発作など アジソン病、甲状腺クリーゼなど 肝性脳症、高血圧性脳症など
O	oxygen opiate	酸素 麻薬	呼吸障害、低酸素血症、CO_2ナルコーシスなど 麻薬中毒など
T	trauma	外傷	頭部外傷など
I	infection	感染症	脳炎、髄膜炎など
P	psychiatry poisoning	精神疾患 中毒	せん妄、心因反応など 各種中毒
S	stroke shock sepsis	脳血管障害 ショック 敗血症	脳梗塞、脳出血、くも膜下出血など 各種ショック 敗血症

意識障害の分数	原因と割合
脳に起因する意識障害	脳卒中 ⇒ 約8割 てんかん ⇒ 約1割 その他：脳腫瘍、髄膜炎・脳症
脳以外に起因する意識障害	低酸素症・虚血 ⇒ 約4割 薬物中毒 ⇒ 約3割 その他：肝性昏睡、糖尿病性昏睡、ショック、電解質異常

第3章　在宅医療で実施される臨床検査の概要

　在宅医療においては、採血後に外注検査に出すだけではなく、POCTで臨床検査を実施し、その場で正確に結果を得られるようにして、経験を蓄積することが、今後の在宅医療の普及や発展に役立つ。

［小谷和彦、坂本秀生］

引用文献
1)「神経・精神疾患診療マニュアル」日本医師会雑誌第142巻（特別号77），表3「意識障害の鑑別」

3.4 在宅臨床検査の全国の概況

はじめに

　医療施設で行う臨床検査と同等レベルの精度で測定可能なPOCTは、その場で検査結果を確認できる即時性もあり、在宅医療で利用されつつある。在宅医療（在宅医療の提供側）におけるPOCTの利用状況について、在宅医療に関わる医師だけでなく、患者とその家族（在宅医療の受け手側）も対象として行われた全国調査がある[1,2]。

1. 在宅医療を提供する側からみた在宅臨床検査

（1）回答者の基礎情報

　この調査に回答した在宅医療に関わる医師の医師経験年数の平均は32.1年（50～60歳代が最多）であった。そのうちの在宅医療経験年数の平均は19.2年であった。

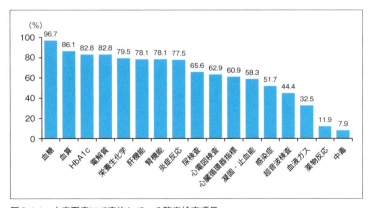

図3-4-1　在宅医療にて実施している臨床検査項目

（2）実施している臨床検査項目

在宅医療で臨床検査を実施している151の施設数から得た結果を示す（図3-4-1）。血糖が96.7％、HbA1cも82.8％で、糖尿病検査の実施の割合が高かった。それ以外については、血算、栄養生化学、肝機能、腎機能、炎症反応などのような医療施設で一般的に実施されている項目と同様と思われた。

（3）臨床検査の利用頻度

在宅医療現場での臨床検査の利用頻度は図3-4-2に示すように、53％の施設では「時には」であり、「しばしば」実施している施設は36.4％であった。合計して9割近い施設が臨床検査を利用していた。

利用に関して以下のような自由記載を得た。

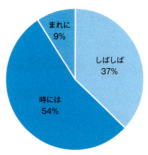

図3-4-2　臨床検査の利用頻度

- 病院と同じくらいの必要性がある。
- 検査ができなければ、きちんとした治療ができないでしょう。
- 在宅患者の中には重症もあり、検査は必須である。
- 在宅医療における臨床検査の重要性については、もっとしっかりとその大切さを関係者は学び、認識すべきである。
- 今後も臨床検査が必要と考える。
- 自分で検査をするのは、ひと、時間、費用ともに難しい。

（4）臨床検査の役立ち度

　在宅医療で実施している臨床検査について、全般的に、その役立ち度を100点満点で評価を求めたところ、その平均は80.1点であった。90点以上の評価が全回答の52.6%を占め、特に100点満点との評価がその半数に等しい26.9%を占め、高い評価であると思われた。

　以下のような自由記載があった。

- 現状の検査には大体満足している。
- 特に問題はない。
- 低血糖発作の除外のため、血糖は特に測定している。
- 採血後、医院に持ち帰ることで足りている。

（5）臨床検査技師の関わり

　在宅医療において臨床検査技師が関わっている施設は、検査を実施している151施設中の10施設と、その割合は6.6%であり、臨床検査技師の関わりは現時点では少なかった。臨床検査技師が関わっている場合には、採血、超音波検査、心電図検査などの直接に患者と関わる業務が主であったが、外注分の検体処理にも関わっていた。また、検体を持ち帰って検査を行っている施設や、検査が必要な際に患者と外来に同行（車に同乗）して検査を実施している施設もみられた。

　以下のような自由記載があった。

- 臨床検査技師も在宅医療現場で仕事をしてほしい。
- 臨床検査技師に検査をしてもらわなければならない場合も多い一方で、医師が実際やらねばならない場合も多い。

> ● 多職種連携での臨床検査は考えていなかったが、検査を任せられるなら、これほど有用なことはないと思う。

(6) 臨床検査を実施しない背景

在宅医療で臨床検査を実施していないと返答した施設（19診療所）からも若干の回答を得た。臨床検査を行わない理由を確認したところ図3-4-3に示すように、測定機器がないが42.1％と最も多く、必要性がないとの返答も36.8％にみられた。

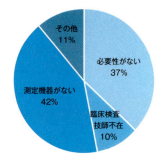

図3-4-3　臨床検査を行っていない理由

以下のような自由記載があった。

> ● 臨床検査をまったく実施しないのではなく、必要があれば外注検査を利用する。
> ● 患者さんのベッドサイドで臨床検査ができなくても、医院に連れて行って検査を利用できる環境にある。
> ● 休日の緊急時などに臨床検査が可能であれば詳しい評価は可能だが、多くは救急搬送対応となるため、臨床検査に対するニーズはあまりない。

在宅臨床検査の全国の概況

(7) 在宅で実施したい臨床検査項目

在宅医療で臨床検査を実施していないと回答した施設から、（検査をするなら）在宅医療で実施したい項目をあげてもらった（図3-4-4）。炎症反応と超音波検査、心電図検査、血算への関心が高かった。実際に臨床検査を実施している施設では、血糖やHbA1cのような糖尿病管理に有用な項目が上位を占めたが、これは在宅での診療対象者が異なっていることによるのかもしれない。すなわち、臨床検査を実施していない施設では慢性疾患の管理を必要とする対象者をあまり診療していないのかもしれない。

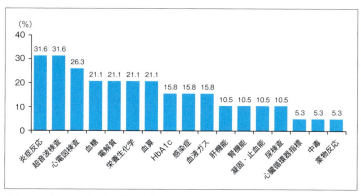

図3-4-4　在宅で実施したい臨床検査

(8) 在宅医療に関わる医師からのコメント

調査を通じて得た、臨床検査の項目や機器に関する自由記載のコメントを紹介する。

- もっと多種多様なPOCTがほしい。さらに簡便に測定可能な検査キットやエコー検査機器の開発もしてほしい。

- HbA1cがもっと早く出る器具がほしい。
- WBC、CRPを在宅医療のその場で施行したい。
- POCT対応装置の小型化、POCT対応可能な各種マーカーの精度の向上が求められる。
- 在宅医療で血液ガス分析ができると、呼吸器使用者の設定条件の変更で有用である。
- 機器の単価が高すぎる。また大きな機器は持ち運びしにくい。
- 患家での検査を行う平面の置き場所を見つけるのが難しく、また狭い部屋では検査が難しい。
- 血液ガス測定で動脈採血後に止血する場合に、1人で機器の操作をするのが難しい。
- 臨床検査技師の採血には経費がかかりすぎるし、測定に時間的余裕がない。訪問看護を活用したい。
- 在宅医療で検査を行うことは赤字なので保険点数の引き上げなどを望みたい。
- 胃瘻交換に際して確認のために行うエコー画像検査のように、在宅医療の現場での処置への算定を正式に認めてもらいたい。
- 外注検査では、いつでも検査検体の集配がされると理想である。
- 検体を採取し、外注検査委託先に渡すまで時間がかかるし、面倒に思うことがある。
- 在宅医療で臨床検査ができることを知らなすぎる。

2. 在宅医療を受ける側からみた在宅臨床検査

在宅医療を受ける側からの臨床検査に対する現状を把握するため、アンケート調査に同意を得た、在宅医療を受けている患者またはその家族からの回答をもとに集計を行った。

(1) 回答者の基本情報

回答を得た患者の平均年齢は85歳であった。男女比は約1：2と女性が多かった。

(2) 在宅での臨床検査

82人中70人の85.4％の在宅患者が何らかの臨床検査を受けていた（図3-4-5）。実際に受けた項目では図3-4-6に示すように、腎機能、脂

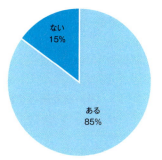

図3-4-5　在宅にて検査を受けた経験

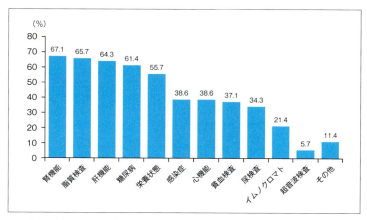

図3-4-6　在宅にて受けた検査の種類

第3章 在宅医療で実施される臨床検査の概要

質機能、肝機能、糖尿病、栄養状態が上位5項目で、院内で実施されるのと同等の項目が在宅医療の現場で実施されていた。

(3) 臨床検査の役立ち度

在宅医療で臨床検査を実際に受けた人に、その検査への満足度を100点満点で評価を求めたところ、平均は91.5点であった。検査は不要との回答は2.5%しかなく、在宅医療での臨床検査には高い評価があると思われた（図3-4-7）。

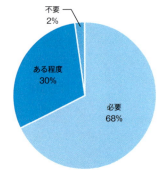

図3-4-7　臨床検査の必要性

(4) 在宅医療で訪問する職種

医師が圧倒的に多いが、看護師と同数ほどのケアマネジャーが訪問するなど、ヘルパーを含めて生活を支えるスタッフが訪問するケースが多い。その一方で、臨床検査技師や診療放射線技師などの検査専門のス

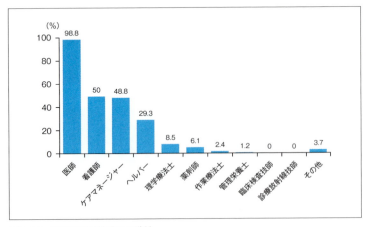

図3-4-8　在宅医療で訪問する職種

タッフがまだ在宅医療の現場には出向いていない現状が確認できた（図3-4-8）。

（5）在宅医療を受ける側の臨床検査に対するコメント

本調査を通じて得た、在宅医療を受ける側からの臨床検査に対する自由記載によるコメントを紹介する。

- 血液と尿の検査を自宅でしてもらえるのはとてもありがたい。
- 通院に支障のある場合、自宅で臨床検査を受けるメリットは大きい。自宅用にいくつかの主要検査項目が入っている総合臨床検査キット（セット）が開発され、それを定期的に受けることで最小限の体調管理ができるといい。
- 病院に行くのが難しく、理想としては病院同様の検査ができれば助かる。
- 大病院に通院して採血しているが、自宅で検査できれば心身の負担も少なく、迅速に治療してもらえると思う。
- 認知症のために病院まで行って順番を待つのが難しく、あるいは寝たきりなので検査が自宅で受けられると助かる。
- 検査結果はPOCTのように早く知りたいものである。
- 検査で異常が発見された際に説明がほしい。自宅ならゆっくり聞ける。

おわりに

今回の調査では、すでに実用化されている臨床検査項目が在宅医療の現場で利用されていない様相がみられた。この理由として、保険適用にならない項目がある場合は別として、すでに臨床検査を実施している施

設であっても、どのような検査が在宅医療で実施可能であるのかについての情報不足が一因と推測される。

在宅医療は日常生活を重視する。病院並みの医療提供が必ずしも目的ではない。しかし、訪問時に臨床検査が常時不要とは限らない。在宅医療を受ける患者は何らかの疾患を有しており、医師や在宅医療に関わるスタッフを信頼し、質の高い診療を待つ。

在宅医療の現場でも有意義な臨床検査が実施できれば、その場で的確な治療が行え、患者にとってのメリットがあることもしばしば経験されている。また、薬を先に渡し、検査結果が出てから不要な薬を破棄するように指示することも防げる。なによりも検査結果を知ることで在宅医療が安心して行える。また、寝たきりで医療施設を訪れることが困難な場合には、在宅で検査を受けるメリットは大きい。

臨床検査の実施は収益を生まないとの声を聞く。しかし、現実的には早く正確な治療を行うことで入院を予防できたり患者サービスの向上が可能となったりするし、医療や介護の従事者にとっては再訪問の頻度を抑えられ、効率的に患者を診ることにつながる。臨床検査を在宅医療で利用すれば、在宅医療の受益者と提供者双方へのメリットが考えられる[3]。

[坂本秀生、小谷和彦]

参考文献
1) 臨床検査振興協議会監修．在宅医療チームのための臨床検査（小谷和彦，宮島喜文編集），じほう，東京，2016．
2) 小谷和彦．在宅医療における臨床検査．カレントテラピー，35，944-948，2017．
3) 小谷和彦．在宅医療における臨床検査の実施に関する動向．在宅医療市場に向けたマーケティングと製品開発（技術情報協会　編集），381-387，2017．

3.5 海外動向を含めたPOCTの進歩

1. POCTに関する動向

在宅医療で使用が期待できるPOCTの利用に関して2010年にアメリカの317病院から得たPOCTに対する普及状況が報告され、これによると年々普及が進んでいることを確認できる[1]。利用の多い血糖、凝固、血液ガスおよび電解質、HbA1c、心筋マーカーについて、POCTを利用している施設の割合を図3-5-1に示した。血糖においては2004年の時点で調査に返答があったすべての病院で使用されており、その他の項目についても導入する病院が年々増加している[1]。

POCTの実施では、検査結果の即時性、すなわちTherapeutic Turn Around Time（TTAT）の短縮がもたらす効果が大きいと報告されている[2]。POCTは、治療方針決定の迅速化に役立ち、総合的に治療期間の短縮による医療費抑制に影響を与え、目先の収支ではなく総合的に判断することの重要性が提言されている[2]。

U.S.News & World Report誌による全米総合病院のランキングで1位

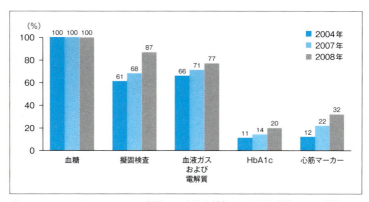

図3-5-1　アメリカでのPOCTの利用317病院を対象にした調査結果[1]より引用。

第3章 在宅医療で実施される臨床検査の概要

表3-5-1 アメリカにおけるPOCTが診断に有用と思われる上位疾患

症状・疾患	実数	%
糖尿病	229	57
尿路感染	225	56
咽頭炎	218	54
インフルエンザ	175	43
妊娠	103	25
貧血	72	18
感染性単核症	60	15
凝固機能	57	14
急性心疾患	55	14
脂質異常	48	12

405のプライマリケア医療施設を対象にした調査結果[4]より引用。

を何度も得たことがある大学教育病院からの、POCT対応機器の研究報告がある[3]。同病院での緊急部門においてD-ダイマーの測定を、全血を用いてPOCTで行った結果、緊急部門の滞在時間を1時間半ほど減らすだけでなく、病院での処置を減らすことが可能であった[3]。大病院だけでなく、アメリカで患者が最初に利用するプライマリケア医療施設にアンケート調査を行い、405施設から回答を得た調査もある[4]。診断にPOCTを用いる上位10項目を**表3-5-1**に示した。糖尿病、尿路感染、咽頭炎を対象にそれぞれ半数以上の施設でPOCTが使われていた。また、経過観察にPOCTが有用であろうと思われる項目を**表3-5-2**に示したが、回答施設の9割が糖尿病に有用と回答しており、次いで凝固機能検査へも5割以上の施設で有用と回答した。

　POCTをへき地医療で用い、経済的な効果をあげた国としてオーストラリアがある。オーストラリア北部に位置するノーザンテリトリー

表3-5-2　アメリカにおけるPOCTが経過観察に有用と思われる上位疾患

症状・疾患	実数	％
糖尿病	99	90
凝固機能	61	55
脂質異常	37	34
貧血	33	30
腎疾患	27	25
慢性閉塞性肺疾患	20	18
高血圧	16	15
甲状腺機能	16	15
尿路感染	15	14
心不全	11	10

110のプライマリケア医療施設を対象にした調査結果[4]より引用。

（Northern Territory：NT）の総面積は本州の6倍以上と広いが、総人口は2018年6月末で25万人弱である。そのNTにて救命救急現場での診療方針の決定にPOCTを用いると、経済的抑制効果があると2018年に報告された[5]。研究では「診断法決定仮想モデル（Decision Analytic Simulation Model）」または「決定木分析（Decision Tree）」を用いて、胸痛、透析機会逸脱が原因の慢性腎不全、急性下痢症の3種の急性症状の200症例を対象に、POCT対応機器を用いて適切な初期診断と処置を行い、救急医療費の抑制ができたと経済的なメリットを示した。その報告によると、患者1人あたり胸痛で4,674オーストラリアドル（約38万円）、慢性腎不全で8,034オーストラリアドル（約65万円）、急性下痢症で786オーストラリアドル（約6万4千円）の抑制ができ、NT全体で年間に換算すると、1,372万　オーストラリアドル（約11億1千6百万円）、慢性腎不全で645万オーストラリアドル（約5億2千5百万円）、急性下痢

第3章　在宅医療で実施される臨床検査の概要

表3-5-3　オーストラリアでのHome in the Hospitalの対象者

- 心内膜炎、敗血症性関節炎、肺炎、静脈内抗生物質を用いた蜂巣炎等の感染症
- 糖尿病ならびに糖尿病性合併症の治療
- 呼吸不全の治療
- 複雑な慢性疾患の治療
- 栄養補助、胃瘻造設
- 輸血
- 複雑な創傷ケアおよび潰瘍管理
- 心臓手術、心房細動、心内膜炎後の患者の術後管理およびリハビリテーション
- 化学療法
- 抗生物質の在宅注射療法
- 疼痛に対する在宅注射療法
- 免疫学的製剤の在宅注射療法
- 酸素の在宅療法
- 腫瘍学および緩和ケア
- 膝の置換、骨折した股関節の修復、乳房手術等の術後ケア

症で157万オーストラリアドル（約1億2千7百万円）の抑制に匹敵すると算出された[5]。この報告は、医療施設が存在しないまたは、遠隔地にしか存在しないような地域ではPOCTによる対費用効果があることを示している。

　オーストラリアでは「Hospital in the Home：HITH」と呼称し、**表3-5-3**の対象者へ文字通りに家庭に病院機能を取り組む活動を行ってお

り、HITHは2011年の時点で入院時から平均して22%の経費削減があったと報告されている[5]。この報告の重要な点は、検体採取を自宅で行っていることである。自宅で検査を受けることで患者の満足度が上がり、あわせて経費の節約が見込めると述べている。

再びアメリカに話が戻るが、アメリカでもHITHの概念が普及しつつあり、Harvard Medical Schoolの教育病院の1つであるBrigham and Women's Hospitalでは「Home Hospital」と呼称しパイロットスタディーが行われた。その結果、入院治療と比較して約50%の費用削減が可能であると報告された[7]。オーストラリアおよびアメリカでの報告で共通しているのは、病院外で臨床検査を行って、ネットワークを通じてその管理を行うことである。

2. 検査機器の開発動向

(1) 感染症の迅速検査

日本でも、検体をカセットに投入してから判定結果の表示（Sample-to-Result）までが1時間〜2時間半程度の感染症迅速遺伝子検査機器が導入され、検査キットの一部が保険償還されるようになってきた。検査時間が15〜20分に短縮された機器が後に控えており、モバイル化や院内データ管理システムへの無線接続化、核酸とタンパク質を同時にマルチプレックスで検査可能なプラットフォーム、ウイルス・細菌・真菌を網羅的に検査する臨床症状別（syndromic）パネル検査の登場などの新たな動きが続いている。

次世代シーケンサーでは検体の前処理として核酸抽出とライブラリー調製が必須だが、2017年秋にSample-to-Result式の半導体シーケンサーが登場した。全血10 mLをカセットに投入すると、3時間でマルチプレックスPCRやイオン感応性電界効果トランジスタに基づく仕組みで、

1 CFU/mL 感度で血液感染症病原体（細菌、真菌）を同定できる。抗菌剤耐性、インフルエンザウイルス、リキッドバイオプシー用の体外診断薬開発が進められている。

　一方、ナノポアシーケンサーでは、本体のみならずライブラリー調製デバイスやシーケンサーからの電気信号を塩基配列に変換するベース・コーラーも、ノートPCのUSBドングルとして用意されている。ショットガンシーケンシングの結果を、ウエブ上またはPC上のデータベースを参照して、精製核酸から30分足らずで敗血症病原体をリアルタイム同定できる。今後、核酸抽出とライブラリー作製を連続的に実行するデバイスの上市によって、低価格の迅速シーケンシングシステムが完成する。また、スマホ用ナノポアシーケンサーや廉価版フローセルの市場投入で、ナノポアシーケンサーのPoint-of-Need検査としてのモバイル性や検査コストが改善される。

　イギリスでは、政府首席医務官が、感染症迅速診断を2017年から5年以内に標準診断として実装することを要請しており、NHSの臨床研究のINHALE（2016〜2021年）がそのプラットフォームの候補の1つとして採用を検討している。日本でも、ナノポアシーケンサーを利用した感染症診断、がん診断、ロングリード・シーケンシング能を活かした進行性筋ジストロフィーの遺伝子診断の研究が進められている。感染症病原体を全ゲノム解析し、菌種や薬剤耐性因子などの情報に基づいて患者の精密医療を実施することが可能な時代となってきた。

　敗血症への迅速な治療介入では、ウイルス性なのか細菌性なのかの判断がポイントとなる。ウイルス感染や細菌感染に対する宿主応答としてTRAIL、IP-10、CRPを調べ、全身性炎症性反応症候群（SIRS）と敗血症を15分で全血50μLを使って判定する、卓上化学発光検査機器が開発された。

　感染症領域では新規の技術や機器の開発が急速に進んでいる。ただ

し、これらの機器は、検体投入から検査終了までの時間、価格、サイズ、モバイル性、操作や解析に必要な専門知識の普及などの点で、現状では、在宅医療で活用することは、まだ困難な状況と思われる。

(2) モバイル検体検査機器

感染症領域のモバイル機器での測定がある。ヒト好中球リポカリン（HNL）をバイオマーカーとして10分で敗血症を診断する携帯機器が、ヨーロッパの一部の国々で販売されている。迅速インフルエンザ感染検査では、カートリッジの冷蔵や機器の校正が不要で、DNAクロマトによる目視判定の採用で本体価格を数百ドルに抑え、千時間使用で使い捨てという、開業医向きの携帯機器（検査時間は30分）がCE-mark取得・FDA510（k）認証を済ませ、販売され始めた。鼻腔スワブから核酸を抽出・増幅して100%の正確性で診断するスマートフォン（スマホ）活用の携帯機器（検査時間は20分）は2020年、また連続Flow PCR増幅やシリコンナノワイヤーを用いた核酸検出などの独自技術に基づいて全血・希釈喀痰・スワブ・尿・組織などを検体としてマラリア、結核、性感染症、HPVなどを10〜20分で診断する低価格帯の機器は2019年の上市を目指している。

2018年7月に血球判別に人工知能（AI）を活用する、多チャネル蛍光分光法に基づく全自動卓上血液分析機がCE-markを取得し、8月にスマホを利用する、消しゴムサイズの全血球算定機器が登場した。モバイル全血算機器は、スマホのカメラとフラッシュを利用し、カートリッジに全血（3〜5μL）をアプライすると、AIとナノテクノロジーに基づくiMOST（instant mobile self-test）技術で、白血球・赤血球・血小板・ヘモグロビンを10〜30秒で測定できる。臨床研究での対標準機器との差は白血球および赤血球で6%、ヘモグロビンで3%に収まっており、在宅医療や外来診療への導入が期待されている。

2018年7月に、スマホを利用する診断機器として初めて、尿生化学検査がFDA 510（k）認証を受けた。尿検査10項目の試験紙を色調表とともにスマホで写真を撮って発色を校正することにより、高精度のデジタル診断が可能になっている。スマホ画像のAI診断の導入が検討されている。

疾病管理の1つに栄養管理をあげることができる。全血中のビタミンA、B_{12}、D_3、鉄分（フェリチン）、炎症マーカーのCRPを蛍光イムノクロマトグラフィーで調べる、3-plexモバイル微量栄養素欠乏検査機器（検査時間は15分）が開発された。測定結果はBluetoothを介してiPhoneで表示され、パーソナルヘルス用に開発が始まった3インチ角のモバイル機器は、全血・鼻腔スワブ・唾液を検体とし、3分足らずで検査の結果が得られる。測定項目はCRP、黄体形成ホルモン、ビタミンD、インフルエンザA抗原、テストステロンの5項目で、さらに20項目程度に拡大されると発表されている。測定結果はBluetoothを介してスマホに伝達され、画面にバイオマーカーの変動、レコメンデーションなどが表示される。FDA 510（k）認証や生産ラインのチェックが進められており、2018年にも上市が見込まれた。用途としては、OTC検査薬による家庭内検査（In-home testing）、クリニック向け検査（Physician Office Laboratory testing）や遠隔医療での診察などが想定されている。また、独自の核酸増幅技術に基づく感染症遺伝子検査への展開が模索されている。機器本体および測定自体が低価格に設定され、操作も簡便で、キャリーケースも用意されており、在宅医療向きのプラットフォームである。

（3）非侵襲的な小型検査機器

自己血糖測定では、モバイル血糖測定機器や間質液で血液を代替するウエアラブル持続測定機器が国内で保険適用を受けている。最近、65GHz高周波電波とナノ粒子フィルムセンサを利用して手の親指と人

差し指の間の毛細血管内の血糖を10秒弱計測し、スマホでデータ管理を行う機器[8]や、人差し指の先で血中ブドウ糖の酸化で生じる代謝熱と酸素供給量（血流速度、血中酸素飽和度）の相関関係から糖質指標を1分で算出する日本発のスマホ活用機器が開発され[9]、体を傷つけることなく、簡便に血糖レベルをモニタリングすることが可能になった。

　心電計ではモバイル化が進み、12誘導型心電計に対して感度が96.6%で、特異度が94%でUSBサイズの機器がCE-markとFDA 510（k）認証を取得し[10]、AIプログラムと深層学習によって、子供や青少年に毎年4千人も死をもたらすlong QT症候群を79%の精度で診断できると報告されている[11]。この機能をモバイル家庭用電子血圧計に取り込んだ機種がCES2018で発表され、2018年にも上市が見込まれた。また、リストバンド式のウエアラブル血圧計にも心電計機能を搭載することが計画されている。

　モバイル超音波診断装置は、在宅医療で扱いやすい機器となってきた。現在、有線接続したAndroidスマホに画像を表示させ、遠隔医療への活用やクラウド上でのデータ解析が可能な機種も使われており、無線接続したAndroidタブレットに高精細画像を表示し、クラウド上でデータ保存が可能な機種も発表されている。2017年10月に、シリコンチップ上の約9千個のドラムを振動させて超音波を発生させる、マイクロマシン製造プロセスを用いた静電容量型超音波トランスデューサを使う半導体式超音波画像診断装置がFDA 510（k）の認証を受けた。iPhoneに有線接続で画像を表示させ、AIを使った深層学習による非熟練者の画像診断支援、看護師を介する遠隔医療、クラウド上でのデータ保存、$1,999の価格設定（従来の機種は$6,000前後）が特長となっている。

　在宅医療では、看護師による訪問診療も行われている。国内で開催された国際モダンホスピタルショー2018で発表された事例だが、看護師が拡張現実の画像を映し出すスマートグラスを着用し、スマートグラス画

面上のポインターに合わせるように電子聴診器を操作し、一方で、病院にいる医師は患者の容態を観察し、看護師に電子聴診器の位置をポインターで指示し、心音などをヘッドホンで聴き取る遠隔医療を実施できるようになってきている[12]。

このように在宅医療に活用できる非侵襲的な検査機器でも小型化をはじめとして新たな動向が起こっている。

(4) 呼気診断

ヒト呼気中には血液由来の3,500種類以上の揮発性有機分子（Volatile organic compounds：VOCs）、皮膚ガスにも100種類以上のVOCsが存在し、VOCsを臨床診断のバイオマーカーとして利用する検査機器の研究開発が国内外で展開されている。疾患特異的に大きく変動する呼気VOCsをバイオマーカーとして、さまざまな疾病を完全非侵襲的に診断（呼気メタボローム診断）できる可能性がある。また、生体ガスを検体とすることで、体液の粘性、色調、妨害物質、溶血などの問題から解放され、1分足らずで検査ができる。

イスラエル・テクニオンのH. Haick教授らは、1つのバイオセンサーが複数のVOCsを結合できる交差反応式ナノセンサーアレイを開発した。従来技術では、まず、疾患特異的なバイオマーカーを同定し、このバイオマーカーを特異的に結合するセンサーやリガンドを使った1：1の検出を行っており、汎用性は期待できない。一方、物理化学的な特性が異なる交差反応式センサーを組み合わせ、主成分分析や判別分析で疾患特異的なシグナルパターンを発見することにより、一種類のセンサーアレイで呼気応答パターンの違いに基づいて、さまざまな疾病のスクリーニングが可能になる。すなわち、モバイル呼気診断機器とスマホを持参すれば、胃がんなのか肺がんなのか、糖尿病なのか炎症性腸疾患なのかなどを診断できる[13]。交差反応式ナノセンサーアレイを使う場合、検査

機器の開発前にバイオマーカーを同定する必要はなく、疾患パターンを代表するVOCsの組み合わせはGC-MS分析で同定し、合成呼気ガスで検証できる。

交差反応式ナノセンサーは2種類あり、金電極上に炭化水素化合物でコーティングした金ナノ粒子や単層カーボンナノチューブを撒いておくと、炭化水素化合物がVOCsを結合して構造変化し、電流変化としてVOCsの結合を検出できる。大腸がんに対するパイロット研究では、4種類のVOCsをバイオマーカーとして、大腸がんと健常対照や線腫性ポリープとの鑑別、進行性線腫と非進行性線腫との判別などを、感度と特異度が90％前後という高い診断性能で実施できると報告されている[12]。神経変性疾患であるアルツハイマー病やパーキンソン病でも、判別に用いるVOC数が24種類と多いものの、健常群との判別のみならず、アルツハイマー病とパーキンソン病間の鑑別が可能であることが示されている[13]。このように、固形がん、神経疾患、自己免疫疾患、生活習慣病、感染症など、さまざまな疾病のPOC（Proof-of-Concept）研究で、呼気診断の有用性が確認されている[15]。

在宅医療に活用できるPOCT機器のグローバルな情勢をまとめると、1）測定に特化したモバイル検査機器がさまざまな分野で登場し、在宅医療への実装が可能になってきている。2）表示、操作、解析、IoTなどの機能をスマホやタブレットに切り出すことにより、小型・安価で独創的な機器が実現されてきた。そして、3）データの保存や管理、AIの深層学習による診断機能がクラウド上へ移行しつつある。

課題として、1）検査項目の充実とプラットフォームの集約による在宅医療における管理コストや作業の削減、2）カートリッジや試薬の室温保存化や保存期間の延長、3）病院・レセプト・クラウドなどに分散する診療情報の統合、4）クリニック向け検査、家庭内検査（パーソナルヘルス）、薬局に開設された検体測定室などとの連携による機器とテストの

製造コスト削減、5) 日本の保険医療制度下での実現の見通しの困難さなどをあげることができる。いずれにしても、革新的技術によって、在宅医療における臨床検査の可能性は拡がっている。

［坂本秀生、茂木立志］

引用文献

1) Meredith CW. Market Trends in Point-of-Care Testing 2007-2008. Point of Care. 9 (1) :12-20, 2010
2) Price CP. Medical and economic outcomes of point-of-care testing. Clinical Chemistry & Laboratory Medicine. 40 (3) :246-51, 2002
3) Lee-Lewandrowski E, Nichols J, Van Cott E, Grisson R, Louissaint A, Benzer T and Lewandrowski K. Implementation of a rapid whole blood D-dimer test in the emergency department of an urban academic medical center: impact on ED length of stay and ancillary test utilization. Am J Clin Pathol. 132 (3) :326-31, 2009
4) Sohn AJ, Hickner JM and Alem F.Use of Point-of-Care Tests (POCTs) by US Primary Care Physicians. J Am Board Fam Med. 29 (3) :371-6, 2016
5) Spaeth BA, Kaambwa B, Shephard MD, Omond R. Economic evaluation of point-of-care testing in the remote primary health care setting of Australia's Northern Territory. Clinicoecon Outcomes Res. 29; 10:269-277, 2018
6) Australia's 'Hospital in the Home' Care Model Demonstrates Major Cost Savings and Comparable Patient Outcomes. https://www.darkdaily.com/australias-hospital-in-the-home-care-model-demonstrates-major-cost-savings-and-comparable-patient-outcomes-120511/
7) Levine DM, Ouchi K, Blanchfield B, Diamond K, Licurse A, Pu CT, and Schnipper JL. Hospital-Level Care at Home for Acutely Ill Adults: A Pilot Randomized Controlled Trial. J Gen Intern Med. 6:1-8,2018
8) Techable, 2017/3/24 (https://techable.jp/archives/55319)
9) Techable, 2017/5/21 (https://techable.jp/archives/58177)
10) MobiHealthNews, 2017/9/9
11) Clinical Innovation + Technology, 2018/5/17
12) 日経デジタルヘルス, 2018/7/30
13) Amal H, et al. Int. J. Cancer 138, 229-236, 2015
14) Tisch U, et al. Nanomedicine 8, 43-56, 2013
15) Nakhleh et al. ACS Nano 11, 112-125, 2017

第4章 在宅医療における臨床検査の活用

4.1 在宅医療における検体検査の基準範囲の考え方

1. 血液検査40項目のJCCLS共用基準範囲案

　臨床検査項目の測定値について、その値を判断するときに一般的に用いられているのは、その検査項目の基準範囲である。基準範囲の決め方には従来より医療機関によってさまざまであり、大きく分けて、①自施設で健常人を集めて設定する方法、②自施設の患者のデータから求めていく方法、③文献的に推奨されているものを使う方法などがある。これらは臨床検査の機器・試薬が同一であっても、各医療機関の検査室の環境要因が違うため、個々の検査室で基準値を持つべきであるとされていたからである。

　臨床検査技師と臨床検査医は、機器メーカーや試薬メーカーが違うと、同一項目でもその組み合わせによって測定値が違うという問題の解決に長年取り組んできた。これが臨床検査の標準化である。この標準化が進み、標準物質などができあがった検査項目が最近増加してきた。どこで誰が測定しても同じ値が出る時代が来たのである。そうなると当然のように測定値の判断に用いる基準範囲の統一の機運が高まってきたのである。

在宅医療における検体検査の基準範囲の考え方

　臨床検査の標準化が進んだことにより、2013年に40項目の血液検査についての共用基準範囲案が日本臨床検査標準化協議会（JCCLS）より発表された[1]。

　この基準範囲は、自分で健康と自覚する医療従事者を主な対象とし、7つの除外基準[*1]に該当しない人を基準個体の候補者として募集し、40項目の測定後に検査結果からさらに潜在病態をもつ対象者を二次除外していく作業を繰り返して求めたものである。この調査における基準個体は20～65歳の成人層で総勢6,345名である。

2. 共用基準範囲（20～65歳）が66歳以上の高齢者に適用できるかについての検討

　基準範囲を設定するには健常母集団が必要で、例えば高齢者を10歳刻みで基準範囲を設定しようと試みても、潜在病態のない基準個体を集めることは難しい。それではJCCLSの共用基準範囲が高齢者に適用できるのかどうかを検討した成績[2]があるので紹介する。

　わが国の検体検査のおよそ半分は医療機関で、残り半分が検査センターで行われているとされている。「ラボ検査研究会」を構成する検査センター10社のある1日に集まった検体のデータを用いて、共用基準範囲案が出された項目のうち最も臨床的に重要と考えられる19項目について検討した。19項目のうち代表的な5項目の男女別検体数とそのうち66歳以上の高齢者が占める割合を示したのが図4-1-1である。

　女性では19項目すべてで66歳以上の検体数が20～65歳の検体数を上回った。男性では項目によって高齢者の検体数が多いものと20～65歳の

[*1] 1) BMI≧28、2) 飲酒量（エタノール換算）≧75g/日、3) 喫煙＞20本/日、4) 定期的な薬物治療、5) 妊娠中または分娩後1年以内、6) 術後、急性疾患で入院後2週以内、7) HBV、HCV、HIVのキャリア

第4章　在宅医療における臨床検査の活用

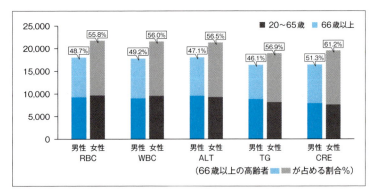

図4-1-1　代表的な5項目の男女別検体数

検体数が多いもの、ほぼ同数のものと項目によってまちまちであった（**図4-1-2**）。

19項目のうちスクリーニング検査として検査されることの多い生化学検査4項目と糖代謝異常で測定されることの多い検査2項目について、20～65歳の成人層、および66歳から5歳刻みの高齢者層のそれぞれの検体数を表に示した。**表4-1-1**が検体数で、**表4-1-2**が男性の数を1とした

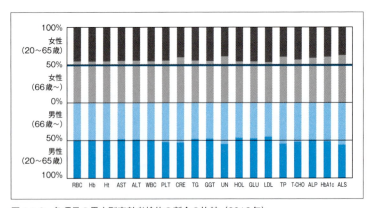

図4-1-2　各項目の男女別高齢者検体の割合の比較（2013年）

表4-1-1 生化学検査の検体数（年代別男女別実数）

	AST		ALT		GGT		ALP	
	女性	男性	女性	男性	女性	男性	女性	男性
全体	21,387 >	18,081	21,388 >	18,055	18,859 >	16,384	12,545 >	10,755
20～65	9,291 <	9,560	9,306 <	9,556	8,284 <	8,863	5,008 <	5,537
66～70	2,388 >	2,183	2,387 >	2,180	2,130 >	1,969	1,344 >	1,242
71～75	2,722 >	2,209	2,721 >	2,206	2,422 >	1,958	1,588 >	1,321
76～80	2,603 >	1,891	2,602 >	1,888	2,269 >	1,693	1,650 >	1,163
81～85	2,141 >	1,346	2,133 >	1,334	1,856 >	1,148	1,413 >	885
86～90	1,389 >	664	1,387 >	664	1,207 >	566	951 >	448
91～	853 >	228	852 >	227	691 >	187	591 >	159

表4-1-2 生化学検査の検体数（年代別男女比：女／男）

	AST		ALT		GGT		ALP	
	女性	男性	女性	男性	女性	男性	女性	男性
全体	1.18 >	1	1.18 >	1	1.15 >	1	1.17 >	1
20～65	0.97 <	1	0.97 <	1	0.93 <	1	0.90 <	1
66～70	1.09 >	1	1.09 >	1	1.08 >	1	1.08 >	1
71～75	1.23 >	1	1.23 >	1	1.24 >	1	1.20 >	1
76～80	1.38 >	1	1.38 >	1	1.34 >	1	1.42 >	1
81～85	1.59 >	1	1.60 >	1	1.62 >	1	1.60 >	1
86～90	2.09 >	1	2.09 >	1	2.13 >	1	2.12 >	1
91～	3.74 >	1	3.75 >	1	3.70 >	1	3.72 >	1

ときの女性の検体数比率を表した（**表4-1-3**は血糖とHbA1cについて、実数と比率を同時に示したものである）が、成人層（20～65歳）では男性の検体が多いのがわかる。66歳以上の高齢者層に限ってみると年齢が

第4章　在宅医療における臨床検査の活用

表4-1-3　糖尿病関連検査の検体数と比率（女／男）

	GLU		HbA1c			GLU		HbA1c	
	女性	男性	女性	男性		女性	男性	女性	男性
全体	15,168 ＞	13,338	9,065 ＞	9,027		1.14 ＞	1	1.00 ＞	1
20〜65	6,728 ＜	7,199	3,483 ＜	4,506		0.93 ＜	1	0.77 ＜	1
66〜70	1,683 ＞	1,626	1,298 ＞	1,288		1.04 ＞	1	1.01 ＞	1
71〜75	1,980 ＞	1,628	1,462 ＞	1,313		1.22 ＞	1	1.11 ＞	1
76〜80	1,805 ＞	1,350	1,175 ＞	1,021		1.34 ＞	1	1.15 ＞	1
81〜85	1,448 ＞	924	900 ＞	611		1.57 ＞	1	1.47 ＞	1
86〜90	946 ≫	471	520 ≫	230		2.01 ≫	1	2.26 ≫	1
91〜	578 ≫	140	227 ≫	58		4.13 ≫	1	3.91 ≫	1

表4-1-4　加齢変化とその性差

	加齢変化が見られるか		加齢変化に性差が見られるか		加齢変化が見られるか		加齢変化に性差が見られるか
	男性	女性			男性	女性	
RBC	⇘	↘	＋	UN	↗	↗	━
Hb	⇘	↘	＋	CRE	↗	↗	━
Ht	⇘	↘	＋	T-CHO	↘	↗↘	＋
WBC	━	━	━	TG	↘	↗↘	＋
PLT	↘	↘	━	HDL-C	━	⇘	＋
AST	━	━	━	LDL-C	↘	↗↘	＋
ALT	⇘	↗↘	＋	TP	↘	↘	━
ALP	↗	↗↗	＋	ALB	⇘	⇘	━
GGT	↘	↗↘	＋				

↗ 上昇　↘ 低下　⇘ 低下の程度が大きい　＋ 見られる　━ 見られない

在宅医療における検体検査の基準範囲の考え方

表4-1-5　臨床検体で加齢により変化を示す項目

① RBC、Hb、Ht、ALBは加齢により顕著な低下を示す
② TP、PLTは加齢により軽度な低下を示す
③ LDL-C、T-CHOは低下を示すが加齢変化に性差を認めた
④ ALT、GGT、TG、HDL-Cは加齢変化に性差がある
⑤ ALP、CRE、UNは、加齢により上昇する

表4-1-6　JCCLS共用基準範囲案が高齢者層にも適用可能と考えられる項目

男女とも可		男性のみ可	
	PLT		TG
	WBC		HDL-C
	LDL-C		ALT
	T-CHO		
	GGT		
	AST		

　高くなるにつれ、19項目すべてで男性検体数に対する女性検体数の比率が増加してくることがわかる。
　実際に各項目の加齢変化とその性差を示したのが**表4-1-4**である。
　糖尿病関連検査の血糖とHbA1cの2項目は、**表4-1-3**で示したように検討の66～75歳の高齢者層では血糖を検査している人数の75％以上がHbA1cを測定しており、加齢変化だけでなく実際に糖尿病を持つ人の検体が多いことによる測定値変動の影響が大きいことが推測されるために**表4-1-4**からは除外している。白血球数とASTは加齢変化も性差も認めなかった。
　このように加齢変化や変化に性差があるものとないものがある。その傾向によって5つに分類される（**表4-1-5**）。
　加齢変化が共用基準範囲内で起こるものには血小板数、LDLコレステロール、総コレステロール、γGTの4項目がある。すなわち、加齢変化のなかった白血球数、ASTの2項目を含め6項目は高齢者においてもこの共用基準範囲が適用できることが示唆された（**表4-1-6**）。

第4章 在宅医療における臨床検査の活用

　この検討では、健(検)診検体と透析患者の透析前後の検体を除いた検査センターからの臨床検体で、高齢者の加齢変化を見た。さらに同時に健診センターの協力を得て、1年間の1回分の健診受診者のデータ(32,000余名分)の中から65歳以上の高齢者1,556名(男性773名女性783名)を抽出し、その加齢変化を検討した、これらはすべて特定健康診査の項目が測定されている受検者である。この高齢者をさらに2群(高齢者施設に入所中の方と仕事を持って働いている方)に分けて検討した。項目によっては2群の加齢変化に大きく差のあるものが認められた(**表4-1-7, 8**)。在宅医療を受けている患者のデータは、この検討でいう高齢者施設に入居している方のデータに近いことが考えられる。

表4-1-7　施設群と就業群の平均値・中央値の比較(男性)

	施設群		就業群	
	平均値	中央値	平均値	中央値
RBC ($10^4/\mu L$)	423±61	427	460±40.3	460
Hb (g/dL)	12.9±1.79	12.9	14.4±1.19	14.5
HDL (mg/dL)	52.2±14.3	51	63.3±18.3	60
LDL (mg/dL)	105±26.6	103	120±28.9	118
TG (mg/dL)	110±62.8	91	123±85	102
AST (U/L)	27.5±79.6	20	25.3±10	23
ALT (U/L)	22.3±59.2	16	22.3±10.7	20
GGT (U/L)	29±24.7	21	46.8±45.4	32
FBS (mg/dL)	116±33.4	86.5	98.2±17.6	94
HbA1c (%)	5.18±0.92	5.1	5.23±0.48	5.2

表4-1-8 施設群と就業群の平均値・中央値の比較（女性）

	施設群		就業群	
	平均値	中央値	平均値	中央値
RBC（$10^4/\mu L$）	399±48.5	401	437±33.4	436
Hb（g/dL）	12±1.41	12.1	13.1±0.96	13.1
HDL（mg/dL）	57±15.8	56	68.9±16.5	67
LDL（mg/dL）	120±29.3	118	131±30.1	131
TG（mg/dL）	116±55.5	103.5	118±69.5	101
AST（U/L）	22.6±11.9	20	23.6±8.93	22
ALT（U/L）	16.2±12.3	14	20.4±10.3	18
GGT（U/L）	22.3±18.6	17	31.7±47	22
FBS（mg/dL）	93.9±16.2	90	98.5±17.4	95
HbA1c（%）	5.23±0.55	5	5.2±0.32	5.2

3. 在宅医療における高齢者の臨床検査値の見方と考え方

　在宅医療を受ける患者の年齢層は小児から高齢者までさまざまである。現在の超高齢社会においては、在宅医療の受診者の89％以上が75歳以上の高齢者である[3]。

　この検討の一部から高齢者の臨床検査値の見方と考え方を紹介する。図4-1-3, 4は男女の赤血球数の加齢変化を示したものである。両図ともに加齢によって、赤血球は著明に低下しており、その低下の傾向は男性がより顕著と思える。それを確認するために両方の共用基準範囲の中心位置を合わせて合成したのが図4-1-5である。明らかに男性の低下が顕著であることがわかる。

　しかし、実データのまま合成（図4-1-6）してみると、月経や妊娠・分娩といった出血イベントの多い成人層から、高齢者層に入ってくると、

第4章 在宅医療における臨床検査の活用

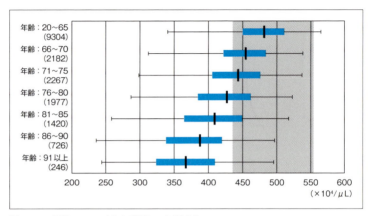

図4-1-3　男性のRBC（赤血球数）の加齢変化

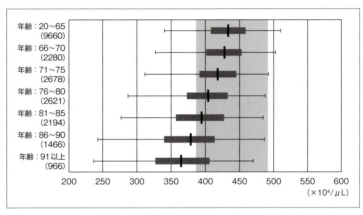

図4-1-4　女性のRBC（赤血球数）の加齢変化

例えば85歳以上ではほとんど性差のない項目であることがわかる。
　また、検査センターに持ち込まれた臨床検体については、TGの値における性差は、共用基準範囲案が示すほどのものではない。これはこの共用基準範囲を設定した対象者（母集団）が医療関係者で、TG測定のための13時間以上の絶食を強く守ったために生じた差かもしれない。一

在宅医療における検体検査の基準範囲の考え方

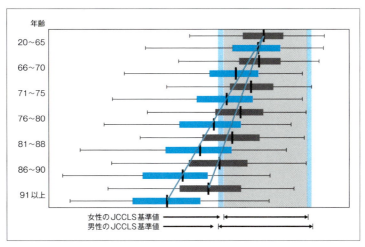

図4-1-5　赤血球数　基準値の中心をそろえて男女を重ねてみると

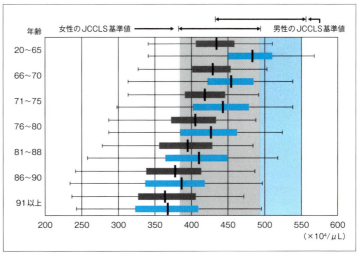

図4-1-6　赤血球数　実測値のまま男女を重ねてみると

第4章　在宅医療における臨床検査の活用

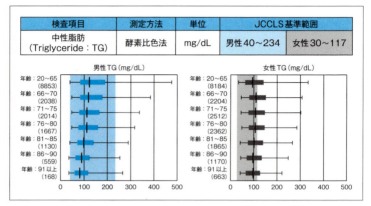

図4-1-7　中性脂肪TGの加齢変化

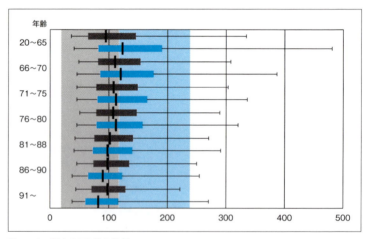

図4-1-8　男女のTG値の比較

般的にTG測定に対しての知識を持たない臨床検体のデータと異なっていて当然なのかもしれない。このことを示したのがTGの男女それぞれの成績（図4-1-7）と男女のTGの合成した図（図4-1-8）である。TGの性差については、健診検体の検討でも同様のことが言える（図4-1-9）。

在宅医療における検体検査の基準範囲の考え方

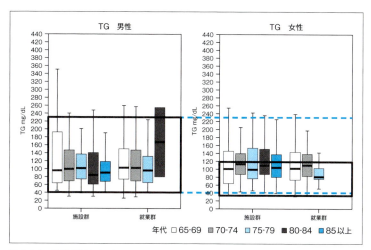

図4-1-9　健診検体におけるTGの
　　　　　男女別測定値（施設群と就業群の年代別データ）の比較

ここでは赤血球数とTGの2項目について述べたが、その他の項目の加齢変化からさまざまな考え方のヒントが得られた。

おわりに

　在宅医療に限らず、高齢者の診療に用いられる臨床検査（検体検査）項目の測定値を判断する際には、加齢変化の有無や高齢者におけるその検査項目の意味を深く知る必要があり、本稿では、紙数の制限で19項目のすべての加齢変化を示すことができなかったが、一度文献[2]の第2章の「2.　高齢者の検査値の傾向と考え方」、「3.　健康診断のデータからみた65歳以上の臨床検査値」をご覧いただければ、深い理解や興味が得られると思う。

　今回は検討の一部を紹介したが、病状の安定している在宅医療を受けている患者に対しては、その人の過去からのデータや最近数回分のデー

85

タを利用してその人の個人の変動範囲を推測しその人の基準範囲と考えて、その上で加齢変化と考える範囲を設定して測定値について判断することは大事である。検査室から帰ってくる結果報告書に記載されている基準値は、あくまで健康な成人層を母集団として設定されていることを忘れないでほしい。

［佐守友博］

引用文献
1) 日本における主要な臨床検査項目の共用基準範囲案―解説と利用の手引き―（日本臨床検査標準化協議会編）
2) 臨床病理レビュー156号，高齢者の臨床検査値の見方・考え方（ラボ研究会編）臨床病理刊行会
3) 社会医療診療行為別調査（厚生労働省）

感染症の検査

　POCTについての全国的な実態調査では、利用したい項目の上位に感染症に関する検査があげられる[1]。感染症ではその場で迅速な判断を要することが背景にあると思われる。この領域ではイムノクロマト法を活用したウイルスや（溶連菌のような）細菌の検出が代表的である。

1. インフルエンザウイルス抗原

　インフルエンザとは、インフルエンザウイルスに起因する急性感染症の1つである。インフルエンザウイルスにはA型、B型、C型の3つがあり、冬に流行する「季節性インフルエンザ」を引き起こすのはA型とB型である。インフルエンザの診断には、多くの場合には迅速キット（イムノクロマト法）が使用される。当初は鼻咽頭拭い液を検体としていたが、近年では、鼻かみ液を用いても測定できるようになった。検出時間は15分までである[2]。検体採取の手技の不具合は偽陰性の結果を招くことがあり、検体採取を正しく実施することに留意する（添付文書を参照する）。

2. アデノウイルス抗原

　かぜ症候群の原因となる多くのウイルスの中でも重要なウイルスの1つである。アデノウイルスは、かぜの他にプール熱やはやり目と一般に呼ばれている病因にもなる。プール熱は咽頭結膜熱（いんとうけつまくねつ）、またはやり目は流行性角結膜炎（りゅうこうせいかくけつまくえん）というのが医学的な病名である。この他にも肺炎、胃腸炎、膀胱炎を引き起こす。検査にあたっては発症部位から検体（角結膜ぬぐい液、

咽頭ぬぐい液）を採取して、迅速キットを用いて判定する。結果は10～15分ほどで判明する[3]。

3. ノロウイルス抗原

　ノロウイルスは、悪心、嘔気・嘔吐、腹痛、下痢を主症状とする急性胃腸炎の原因ウイルスの1つである。ノロウイルス感染症は年間を通してみられるが、特に秋から春までに流行する傾向がある。また、乳幼児に流行することがあり、全年齢層において胃腸炎を引き起こす。特に基礎疾患がある場合においては重症化しやすい。ノロウイルスは、感染力が強く、食中毒の原因としても重要である。介護老人保健施設での集団発生の報告もある。診断のための検査は、糞便を用いた、遺伝子診断法（リアルタイムPCR法、LAMP法）とイムノクロマト法でなされる。後者のイムノクロマト法を用いた迅速キットでは15分程度で結果が判明する[4]。

4. 炎症関連検査

　感染症の診断に対しては、生体反応としての炎症関連検査も、血液を用いて実施される。白血球（white blood cell：WBC）、C反応性蛋白（c-reactive protein：CRP）、プロカルシトニンは、比較的なじみのある検査であろう。WBC数（好中球を含む5分類の確認もされる）は感染初期から上昇する[5]。重症感染症ではWBC数が低減することもあり、好中球の左方移動の現象も見られ得る。また、全身性炎症反応では、以下の4項目のうち2項目を満たす[6]：体温（＞38℃または＜36℃）、心拍数（＞90/分）、呼吸数（＞20/分）またはPaCO$_2$＜32Torr、WBC数（＞12000/mm^{3}または、＜4000/mm^3、あるいは未熟顆粒球＞10%）。測定装置とし

て指先穿刺血から約5分間で測定できる簡便で持ち運び可能なWBC数やWBC5分類のPOCT機器が販売されており、在宅医療で使用できる。

CRPは炎症時に比較的早期に上昇し、炎症が改善すると速やかに陰性化する（基準値：0.3〜1.2 mg/mL）[7]。疾患特異性こそ低いが、一般的な感染症の検査として使用される[6]。POCT機器や試薬が発売され、全血にて測定が可能となり、在宅医療で実施可能になってきている。

プロカルシトニンはカルシトニンの前駆タンパクとして甲状腺で分泌され、健康時では血中にほとんど見られない（基準値：0.05 ng/mL未満）。細菌感染症では炎症性サイトカインによって甲状腺外（肝、肺、腎、筋肉、脂肪組織）から分泌される。一般に、ウイルス感染症では上昇を示さない。重症細菌感染症、特に敗血症の診断に有用とされている[8]。イムノクロマト法を活用したPOCTキットや分析機器が発売されている。これらの炎症関連検査を用いることは、在宅医療においては、抗菌薬の処方や病院への搬送の指標として役立つ[6,8]。

5. 細菌学的検査

在宅医療では、感染が疑われる患部から、検体（創傷部ガーゼ、尿、喀痰）を採集する。細菌学的検査を検査センター（衛生検査所）へ外注したり、病院に持ち帰ったりして培養（微生物の同定）や抗菌薬の感受性の検査を実施する[9]。

6. 薬剤耐性

抗菌薬の処方に関連した微生物の薬剤耐性（antimicrobial resistance：AMR）は世界規模で課題となっている[10]。薬剤耐性では通常用いる抗菌薬が効かず、すべての抗菌薬が効かない耐性菌が発現した場合には治

表1　薬剤耐性（AMR）対策の6分野と目標

分野	目標
1　普及啓発・教育	国民の薬剤耐性に関する知識や理解を深め、専門職等への教育・研修を推進
2　動向調査・監視	薬剤耐性及び抗微生物剤の使用量を継続的に監視し、薬剤耐性の変化や拡大の予兆を適確に把握
3　感染予防・管理	適切な感染予防・管理の実践により、薬剤耐性微生物の拡大を阻止
4　抗微生物剤の適正使用	医療、畜水産等の分野における抗微生物剤の適正な使用を推進
5　研究開発・創薬	薬剤耐性の研究や、薬剤耐性微生物に対する予防・診断・治療手段を確保するための研究開発を推進
6　国際協力	国際的視野で多分野と協働し、薬剤耐性対策を推進

文献[11] を基に作成

療方法がなくなる恐れがあるため、警戒されている。

　わが国の現状では抗菌薬の使用量は人口千人あたりの抗菌薬の1日使用量が15.8defined daily doseと先進諸外国と比較して多くはない[11]。しかし、AMRを見るとメチシリン耐性黄色ブドウ球菌（Methicillin-Resistant *Staphylococcus Aureus*：MRSA）：51％、ペニシリン耐性肺炎球菌（Penicillin-Resistant *Streptococcus Pneumoniae*：PRSP）：48％と薬剤耐性率が高い菌種がある[12]。

　「国際的に脅威となる感染症対策閣僚会議（以下、関係閣僚会議）」にて「AMR対策の推進」が決定され、「薬剤耐性に関する検討調整会議」が設置された。2016年4月に「AMRアクションプラン（2016-2020）」[10]が関連閣僚会議より示され、成果指標で『一日抗菌薬使用量を2013年の水準の3分の2に減少させる』が掲げられた[11]。

具体的な目標として「AMR対策の6分野と目標」（**表1**）が示された。今後、病院から在宅医療の現場へと患者が移動するに伴い、AMR対策は在宅医療でも課題となり得る。在宅医療における細菌学的検査は、細菌感染症とウイルス感染症との鑑別に役立ち、抗菌薬の適正使用に寄与すると考えられている。

［岡尚人、小谷和彦］

参考文献
1) 臨床検査振興協議会監修．在宅医療チームのための臨床検査（小谷和彦，宮島喜文編集），36-42，じほう，東京，2016．
2) 三田村恵子．インフルエンザ，臨床検査ガイド，807-810，文光堂，東京，2015．
3) 福井早矢人，乾啓洋，磯沼弘．アデノウイルス，臨床検査ガイド，804-806，文光堂，東京，2015．
4) 片山和彦．ノロウイルス，白血球分画，臨床検査ガイド，813-815，文光堂，東京，2015．
5) 稲葉亨，抱章子．白血球数，白血球分画，臨床検査ガイド，508-511，文光堂，東京，2015．
6) 日本臨床検査医学会ガイドライン作成委員会．発熱 臨床検査のガイドライン，111-116，2015．
7) 堤明人，佳田孝之．CRP，臨床検査ガイド，666-668，文光堂，東京，2015．
8) 西田修．日本集中治療医学会・日本救急医学会合同 日本版敗血症治療ガイドライン2016．
9) 櫛桁久美ほか．病棟における検体採取業務について，医学検査，66；375〜380，2016．
10) ECDC AMR Surveillance report 2012, Muraki Y et. Infection. 2013; 41: 415-23.（欧州は2010年，日本は2013年）
11) 国際的に脅威となる感染症対策関係閣僚会議．薬剤耐性（AMR）対策アクションプラン 2016-2020, 2016．
12) 村木ら．厚生労働科学研究費補助金 新型インフルエンザ等新興・再興感染症研究事業 平成26年度総括・分担研究報告書 p.27, 2015．

4.3 栄養管理

はじめに

　在宅医療の対象は年齢的にも乳児から超高齢者まで幅広く、経口摂取が不十分な嚥下障害を伴う、胃瘻などの経腸栄養を施行されている、central venous（CV）ポートにより静脈栄養が実施されているというような患者には栄養管理が必要となる。さらにサルコペニアやフレイルといった筋力の低下のある高齢者もいる。

　一方で、生活習慣に基づく高齢者の過栄養・肥満の問題も少なくはない。とくに肥満と筋肉の減少を同時に認めるサルコペニア肥満を伴う慢性疾患（例えば肝硬変）の栄養管理は教科書どおりにはいかない。

1. 在宅医療における身体計測

　栄養状態を評価するために身体計測が必要である。しかし、在宅医療の現場では身動きが不自由な方が多く、身体計測も容易ではない。そこで身長と体重の測定においていろいろな工夫がなされている。

（1）身長

　身長は基礎エネルギー代謝量（ハリス・ベネディクト）の推定やBody mass index（BMI）の計算に必要である。立位がとれるのであれば、家の柱や壁を利用して計測可能である。また、寝たきりの患者ではメジャーを用いて測定する。しかし、拘縮や麻痺などで体を一直線に保つことができず、実測測定が困難な例が多い。かかる状況において有用な方法がKnee Height法である。膝高を測定することによって身長を推測できる（図4-3-1）。

栄養管理

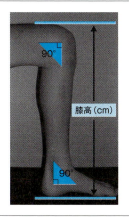
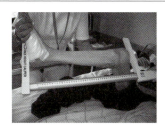

推定身長
男：膝高／0.301
女：膝高／0.297

図4-3-1　膝高測定と推定身長

(2) 体重

　栄養状態の把握に最も重要な測定値であるが、自宅の体重計を用いて患者自身で安全に測定できる人は少ない。病院であればベッドスケールやストレッチャースケールなどの体重計を使用できるが居宅では使用が困難である。そこで、訪問入浴サービスや通所サービスの事業所と連携をとり、情報を得ることが多い。しかし、それでも情報が得られない場合、2台の体重計と2人のスタッフで患者を抱かえて体重計に乗り、2人分の体重を引く方法や、市販のアナログ体重計にスチール製の枠組みとパイプ椅子を組み合わせた手作りの体重計などの工夫された体重測定方法が提案されている。

(3) その他

　寝たきりの状態のため頻回の体重測定が困難な患者において長期的な栄養状態を把握するために上腕周囲長（arm circumference：AC）、上腕三頭筋部皮下脂肪厚（triceps skinfolds：TSF）、上腕筋周囲長（arm

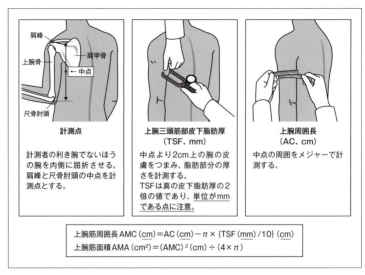

図4-3-2 身体計測の方法

muscle circumference：AMC）および上腕筋面積（arm muscle area：AMA）の計測（図4-3-2）は、簡便で栄養評価の指標になる。ACの推移から筋蛋白質の消耗程度を把握し、TSFの推移からエネルギーの貯蓄率の変化が評価できる。また、AMCやAMAからは骨格筋量が評価できる。しかし、心不全などの疾患で浮腫を認める場合は、その評価に注意が必要である。

近年は、生体電気インピーダンス（bioelectrical impedarce analysis：BIA）法による体成分分析装置（InBodyなど）の普及により在宅においても筋肉量や脂肪量の高精度の測定が可能である。

2. 栄養管理と血液検査

患者の栄養状態を把握するために血液検査は必須である。血液検査で

わかる栄養指標は、血清蛋白質、血漿アミノ酸濃度、総コレステロールや中性脂肪などの脂質、血糖、そして免疫能の検査があげられる。

(1) 血漿蛋白とRTP（rapid turnover protein）

　血漿蛋白は測定時点での平均的全身栄養状態を示しており、栄養アセスメント蛋白として重要である。特に血清アルブミン（Alb）は栄養サポートチームにおいて重要な検査値の1つであり、患者のスクリーニングをはじめ、全身栄養状態を判断する重要な指標である。Albは、種々の栄養評価ツール、例えばGNRI（geriatric nutritional risk index）、CONUT（controlling nutritional status）あるいはPNI（prognostic nutritional index）などの評価項目の1つになっている。しかし、手術や感染などの侵襲があり炎症反応（CRP）が高値の場合、Albはより低値になるために、炎症を取り除いてからの評価が必要である。また、Albの半減期は17日前後のため、特に急性期における栄養評価には不向きな場合もある。そこで測定されるのがRTPである。RTPにはトランスサイレチン、レチノール結合蛋白、トランスフェリンがあり、トランスサイレチンの半減期は2日であり、リアルタイムの栄養状態を反映し短期の栄養管理に有用である。

(2) 総コレステロール

　総コレステロールは動脈硬化のリスク因子として認知されているが、低値の場合は長期的な栄養障害を反映するとされている。総コレステロール値が150 mg/dL未満は栄養リスクの存在が示唆される。総コレステロールを栄養アセスメントとして使用する場合は、脂質異常症治療薬使用の有無を併せて把握する必要がある。

(3) 総リンパ球数

　総リンパ球数は末梢血で簡単に測定できる簡便で安価な栄養指標の1つである。一般的に、900～1500/μLで中等度の栄養低下、900/μLで高度な栄養低下と判定される。しかし、栄養状態の低下以外に感染症やがんなどの疾患、抗がん剤やステロイドの投与、放射線治療でも低下するため、その解釈には注意が必要である。

3. 在宅栄養管理と血液検査

　栄養管理には経口摂取、経腸栄養、経静脈栄養があり、とくに在宅における診療報酬上の指導および指導管理として在宅患者訪問栄養食事指導、在宅成分栄養経管栄養法指導管理、在宅半固形栄養経管栄養療法指導管理、在宅中心静脈栄養法指導管理が行われている。一般的な栄養評価以外にそれぞれの栄養療法に伴う合併症についても注意する必要がある。

(1) 在宅静脈栄養法
　　（Home Parenteral Nutrition：HPN）

　HPNの絶対的な適応は、消化管が使用できず、長期的に静脈栄養が必要になる患者である。腸管広範囲切除後（短腸症候群）やクローン病などの炎症性腸疾患、放射線性腸炎、慢性偽性腸閉塞、消化吸収不良症候群あるいは難治性下痢症による腸管機能不全が適応となる疾患である。相対的な適応として悪性疾患の終末期や唾液誤嚥を繰り返す高度の嚥下障害がある。血管アクセスとしては通常、長期留置型中心静脈カテーテル（CVポート、ブロビアック／ヒックマンカテーテル）が用いられている。輸液製剤はビタミンや微量元素も含んでいるワンバッグ型の製剤が扱いやすい。HPNでは、カテーテルに関連する合併症と代謝性の合併

表4-3-1 HPNの代謝性合併症

合併症	症状	対処法
高血糖	浸透圧利尿ならびに口渇感、尿糖の出現	感染・脱水の是正、輸液注入速度を緩徐に、インスリンの使用
低血糖	四肢冷汗、顔面蒼白、けいれん	輸液を急に中止しない、インスリンの投与量に注意、10%糖液の輸液
電解質異常	多量の発汗、嘔吐、下痢などを起こしたとき、けいれん、シビレ感、意識混濁	血清レベルのチェック、補正、微量元素製剤の投与
必須脂肪酸欠乏症	皮膚の乾燥、湿疹、脱毛	脂肪乳剤の定期的投与
微量元素欠乏症	貧血症状、皮疹の出現、口内炎、脱毛	血中レベルのチェック、微量元素製剤の投与
ビタミン欠乏症	夜盲、くる病、乳酸アシドーシスなど	血中レベルのチェック、総合ビタミン剤の投与
その他	黄疸の出現	過剰熱量の投与を控える、糖の投与を減少し脂肪乳剤を増量する、感染を防止する

症（**表4-3-1**）がみられる。

　合併症の予防のために定期的なモニタリングが必要である。血液生化学検査は、患者や疾患の状況に応じて1か月から3か月の間隔で行うが、消化液の喪失が多いときや腎機能障害、耐糖能異常がある場合は間隔を短くする。検査項目は末梢血液検査、血清アルブミン値、肝機能（AST、ALT、ビリルビン、γGT、ALP）、腎機能（BUN、クレアチニン）、電解質（Na、K、Cl、P、Ca、Mg）、血糖、脂質、CRPなどである。ビタミン（A、E、25-OHD$_3$、葉酸）、微量元素（鉄、亜鉛、銅、セレン、など）も年に1回は検査することが推奨されている。長期のHPNでは骨粗鬆症や病的骨折の危険があり、年に1回のDEXAによる骨密度の評価が

推奨されている。

（2）在宅経腸栄養法（Home Enteral Nutrition：HEN）

　経口摂取で十分な必要栄養量が摂取できない場合にはHENが選択される。HENが選択される患者の多くは摂食・嚥下機能に障害がある寝たきりの患者が多い。基礎疾患としては脳卒中後遺症や神経変性疾患、認知症など脳神経系疾患が多くを占めるが、そのほかに悪性腫瘍やクローンなどの炎症性腸疾患も含まれる。経腸栄養のアクセスとして経鼻胃管、PEG、腸瘻などがあるが、最近では経皮経食道胃管挿入術（PTEG）や経胃瘻的小腸瘻造設術（PEG-J）なども施行されている。残存消化管の機能（消化吸収能や胃貯留・排出能など）の状態により使用される栄養剤が異なる。成分栄養剤（エレンタール）や消化態栄養剤（ツインライン）が投与されている場合は在宅成分栄養経管栄養法指導管理料の請求が可能である。また、2018年4月からPEG造設から1年以内に半固形栄養剤（ラコール半固形剤など）を使用して経口摂取の回復に向けた指導が併せて実施される場合、1年を限度に在宅半固形栄養経管栄養療法指導管理料の請求が可能である。

　HENにおける合併症は、大きく消化管関連、代謝関連、デバイス関連に分けられる。消化管関連合併症として、胃食道逆流・誤嚥、下痢、便秘などがある。代謝関連合併症としては高血糖・低血糖、蛋白代謝異常、脂質代謝異常、脱水、電解質異常（低ナトリウム血症など）、ビタミン欠乏症、微量元素欠乏症などがあるが、HPNに比較するとその頻度は低い。デバイス関連合併症としては経鼻胃管では気管誤挿入、不顕性誤嚥、鼻腔潰瘍など、PEGではスキントラブル（瘻孔感染、肉芽形成など）、バンパー埋没症候群、ボールバルブ症候群、胃潰瘍などがある。

　一般的な血液検査によるモニタリングはHPNの患者と同様であり、状況に応じて1か月から3か月の間隔で行う。HPNと同様に高血糖・低血

糖(血糖値)に注意は必要である。とくに腸瘻や胃切除など患者においてはダンピング症候群による低血糖が問題になる。市販の経腸栄養剤は約80%の水分を含んでいるが、栄養剤によって含有水分量が異なり水分補給の不足による脱水に注意が必要である。とくに高濃度の栄養剤や半固形栄養剤は通常の液体栄養剤よりも水分量が少ないことが多いため、注意が必要である。また、医薬品であるラコールやラコール半固形剤は塩分の含有量が少ないため、血清ナトリウム濃度の測定や塩分の補給が必要である。長期間同じ経腸栄養剤を使用していると、成分組成の偏りのため微量元素欠乏症を呈することがある。銅欠乏による貧血、亜鉛欠乏による皮膚障害、セレン欠乏による心筋症などがあり、注意が必要である。

おわりに

入院や外来診療に限らず在宅医療においても適正な栄養管理に臨床検査は不可欠である。しかし、在宅医療では、血液検査や画像検査を行う機会が少なく、病院内の栄養管理と比べて情報量が著しく少ない。そのためには個々の患者における医療・介護スタッフと情報共有や連携が重要である。臨床検査の発展と普及により在宅医療にも臨床検査従事者の存在が必要とされつつある。そのためにも病院における栄養サポートチームへの参画によるベッドサイドでの臨床能力の向上が必要である。

[清水敦哉]

参考文献
1) 望月弘彦.総論 身体計測の方法.静脈経腸栄養32(3):1137-1141, 2017.
2) 在宅中心静脈栄養法マニュアル等作成委員会.在宅中心静脈栄養法ガイドライン(医療用).財団法人健康推進財団.文光堂,東京,1995.

4.4 深部静脈血栓症管理

はじめに

　下肢深部静脈血栓症は肺血栓塞栓症の原因となり、いったん肺血栓塞栓症を発症すると致命的になり得る。深部静脈血栓症の危険因子としては、加齢、不動ならびにいくつかの病態と状況があげられる。整形外科疾患術後[1]、特に人工膝関節置換術後や人工股関節置換術後は深部静脈血栓症を高率に生じ[2]、外科疾患[3]や婦人科手術後[3]にも深部静脈血栓症を生じやすい。さらに、急性期脳血管障害[4,5]、心不全の急性増悪[6]などの内科疾患や悪性腫瘍[4,7]を有する者でも深部静脈血栓症の頻度は高く、震災時[8〜11]にも深部静脈血栓症を生じやすいことが知られている。

1. 在宅医療における深部静脈血栓症の頻度

　在宅医療の対象者の多くは高齢者であり、脳血管疾患、心不全、呼吸不全、悪性腫瘍のような様態を有し、身体の活動性が低下している。そのため深部静脈血栓症を生じやすい病態を有すると考えられる。在宅医療の対象者に関して深部静脈血栓症の頻度を調査した研究によると、米国における Mount Sinai Visiting Doctor's Program の患者（1,910名）を対象とした後ろ向き調査の結果で、39名に深部静脈血栓症を

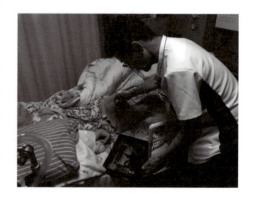

認めている（1,000人年あたり8.0）[12]。この結果は一般の住民よりも頻度が高いものの、ナーシングホームの入所者群や入院患者群と比べて低かった。ただし、同研究の対象者にアジ

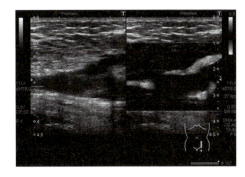

ア系人種は少なく、日本の在宅医療とは対象疾患が異なる可能性もあり、ただちにこの結果が日本の在宅医療の現場に当てはまるか否かは明らかではない。施設に入所して3か月以上の寝たきりまたは車椅子にすわっている状態で慢性的に体動が少ない患者群は、自ら動くことができる患者群と深部静脈血栓症の発症率は同程度であったという研究結果がある[13]。慢性的な寝たきりでは血栓を生じることは少ない可能性があるものの、日常生活動作が低下して間もない時期、あるいは麻痺や悪性腫瘍を有すると、深部静脈血栓症の頻度は高い可能性がある。肺血栓塞栓症の原因となり得る深部静脈血栓症のハイリスク群に対して臨床検査や治療を行う必要があり、頻度についての知識は必要である。

2. 在宅医療における深部静脈血栓症の診断

深部静脈血栓症は下肢超音波検査や造影CT検査などの画像検査により診断が確定される。しかし、深部静脈血栓症が疑われる者のなかには偽陽性例が含まれ、全例に対し画像検査を実施するのは現実的ではない。まずWellsスコア[14]などを用いて深部静脈血栓症のリスクを評価し、低・中確率の者にはD-ダイマーを測定した後に、そして高確率の者にはただちに下肢超音波検査を行う[15]（図4-4-1）。

第4章　在宅医療における臨床検査の活用

　D-ダイマーは深部静脈血栓症以外にもがん、感染症、炎症のある場合、また高齢者ということでも上昇する[16]が、深部静脈血栓症の陰性的中率は高い[17,18]。検査前のリスク評価が低く、D-ダイマーが陰性であれば深部静脈血栓症は除外される。今日では在宅医療において携帯型測定機器を用いてD-ダイマーを測定することができるようになっており、採血検体を診療所や病院に持ち帰り測定しなくても、POCTとして実施することにより在宅医療の診療中に結果を得て診断、治療を検討することが可能である。

　深部静脈血栓症の画像検査として、病院では下肢静脈超音波検査に加え、造影CT検査やMRV検査が行われる。しかし、在宅医療でCTやMRIの検査を実施することは困難であり、震災時に行われた超音波検査の手法[11,19]が参考になると考える。ポータブル下肢超音波検査でヒラメ静脈を基本とした下腿深部静脈（膝窩静脈、ヒラメ静脈、前脛骨静脈、後脛骨静脈、腓骨静脈）の走査を行い、静脈内に内部エコーを認める場

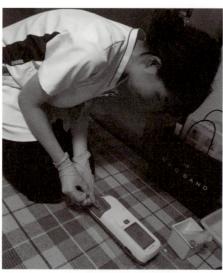
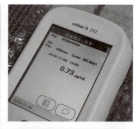
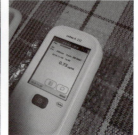

深部静脈血栓症管理

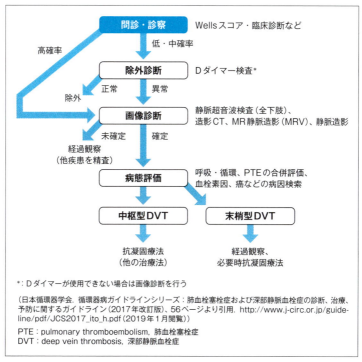

図4-4-1 深部静脈血栓症の診断手順と治療法選択[15]

合、圧迫法で静脈内腔が不変または残存する場合に深部静脈血栓症陽性と判断される[20]。

在宅医療における深部静脈血栓症の検査方法を確立して、深部静脈血栓症の確定診断までの検査を在宅医療の場で実施し、さらに患者と家族が望む場合には在宅医療として治療できる体制の構築が期待される[21]。

［山中崇］

引用文献

1) 松本興治, 広瀬一, 林勝知, ほか. 術後深部静脈血栓症に関する研究. 静脈学 5: 163-170, 1994.
2) 藤田悟, 冨士武史. 下肢人工関節置換術後の深部静脈血栓症の発生頻度と危険因子の検討. 血栓止血誌 9: 367-374, 1998.
3) 松本興治, 広瀬一, 林勝知, ほか. 術後深部静脈血栓症に関する研究. 静脈学 5: 163-170, 1994.
4) 中野赳. 静脈疾患の診断と内科治療の適応に関する研究. 9公-6静脈疾患の病態, 治療及び予防に関する研究班. 平成9年度厚生省循環器病研究委託費による研究報告集（国立循環器病センター), p593, 1997.
5) 緒方利安, 矢坂正弘, 湧川佳幸, ほか. 脳内出血患者における深部静脈血栓症の発生部位とD-dimer値の関連についての検討. 日老医誌 48: 686-690, 2011.
6) Matsuo H, Matsumura M, Nakajima Y, et al: Frequency of deep vein thrombosis among hospitalized non-surgical Japanese patients with congestive heart failure. J Cardiol 64: 430-434, 2014.
7) Sallah S, Wan JY, Nguyen NP: Venous thrombosis in patients with solid tumors: determination of frequency and characteristics. Thromb Haemost 87: 575-579, 2002.
8) 榛沢和彦. 災害後エコノミークラス症候群等循環器疾患発生の分析. 災害・重大健康危機の発生時・発生後の対応体制および健康被害防止策に関する研究 平成22年度 総括・研究報告書. p.27-42, 2010.
9) 柴田宗一, 菊田寿, 住吉剛忠, ほか. 「チーム栗原」―岩手・宮城内陸地震における静脈血栓塞栓予防活動―. 心臓 42: 473-480, 2010.
10) 深澤昌子, 阿部香代子, 木村富貴子, ほか. 多職種チームビルディングが活かされた被災地でのエコノミークラス症候群検診. 日赤医学 63: 369-372, 2012.
11) 板橋匠美, 千葉寛, 阿部香代子, 他. 大規模災害時に必要とされるDVT検診の診断アルゴリズム. 医学検査 66 (5): 449-462, 2017.
12) Ahmed J, Ornstein K, Dunn A, Gliatto P. Incidence of venous thromboembolism in a homebound population. J Community Health. 38 (3): 480-5, 2013.
13) Gatt ME, Paltiel O, Bursztyn M. Is prolonged immobilization a risk factor for symptomatic venous thromboembolism in elderly bedridden patients? Results of a historical-cohort study. Thromb Haemost. 91 (3): 538-43, 2004.
14) Wells PS, Owen C, Doucette S, et al: Does this patient have deep vein thrombosis? JAMA 295: 199-207, 2006.
15) 日本循環器学会. 循環器病ガイドラインシリーズ: 肺血栓塞栓症および深部静脈血栓症の診断, 治療, 予防に関するガイドライン (2017年改訂版). http://www.j-circ.or.jp/guideline/pdf/JCS2017_ito_h.pdf (2018年8月閲覧)
16) Isaia G, Greppi F, Ausiello L, et al: D-dimer plasma concentrations in an older hospitalized population. J Am Geriatr Soc 59: 2385-2386, 2011.
17) Kearon C, Ginsberg JS, Douketis J, et al: Management of Suspected Deep Venous Thrombosis in Outpatients by Using Clinical Assessment and D-dimer Testing. Ann Intern Med 135: 108–111, 2001.
18) Wells PS, Anderson DR, Rodger M, et al: Evaluation of D-Dimer in the Diagnosis of Suspected Deep-Vein Thrombosis. N Engl J Med 349: 1227-1235, 2003.

19）田村八重子，佐竹真希子，深澤昌子，ほか．被災地でのDVT検診における臨床検査技師の役割．日赤検査 49：9-12, 2016.
20）田中幸子，西上和宏，谷口信行，ほか．下肢深部静脈血栓症の標準的超音波診断法．Jpn J Med Ultrasonics 35：35-39, 2008.
21）山中崇，小谷和彦．在宅臨床検査と深部静脈血栓症．臨床検査，62（11）：1535-1539, 2018.

第4章 在宅医療における臨床検査の活用

4.5 心不全管理

はじめに

「心不全」とは「なんらかの心臓機能障害、すなわち、心臓に器質的および／あるいは機能的異常が生じて心ポンプ機能の代償機転が破綻した結果、呼吸困難・倦怠感や浮腫が出現し、それに伴い運動耐容能が低下する臨床症候群」と定義される。本邦の死因別死亡総数の順位では、心疾患による死亡は悪性新生物に次ぎ2番目に多い。心疾患死亡数のなかで最も多いのが心不全である。推計では、2020年には心不全患者数は120万人に達する。今後、さらなる高齢化に伴い心不全患者数はさらに増加していくであろう。心不全患者の1年死亡率は約7％であるが、心不

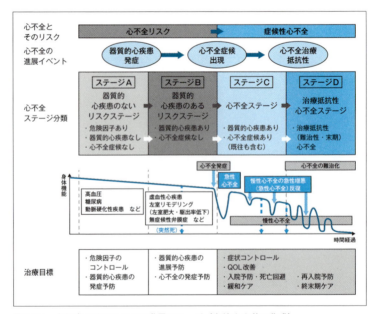

図4-5-1 心不全とそのリスクの進展ステージ（文献1)を基に作成）

全増悪による再入院を繰り返すことが大きな問題である。在宅医療の現場でも、この管理が問題となってきている。

現在、心不全は左室収縮能を示す指標である左室駆出率（left ventricular ejection fraction：LVEF）によって、左室駆出率が低下した心不全（heart failure with reduced ejection fraction：HFrEF）とLVEFの保たれた心不全（heart failure with preserved ejection fraction：HFpEF）の2つに分類される。一方、心不全の病期によってステージAからDに分けられる（図4-5-1）。

1. 初診時における病態把握

心不全では、HFrEFかHFpEFか、原因疾患は何か（虚血性心疾患、拡張型心筋症、弁膜症、先天性心疾患、高血圧性心疾患など）をまず見極める。通常は、紹介元からの情報提供書に記載されている。そして、現在の心機能と体液量を把握する。身体所見および非侵襲的検査を指標として体液量を把握する（表4-5-2）。体重が最も基本的かつ重要な指標

表4-5-2　体液量・肺うっ血の指標

	身体所見	パルスオキシメーター	血液	携帯型エコー
体液量	体重		尿浸透圧	下大静脈径と呼吸性変動
	浮腫		ヘマトクリット値	胸水
	頸静脈		BUN／クレアチニン	心サイズ心機能
	肝腫大			肝静脈拡大
脳うっ血	体重	SpO$_2$	BNP値	肺コメットエコー
	肺野湿性ラ音		NT-pro BNP値	胸水

である。その他の身体所見、ヘマトクリット値、BUN、クレアチニン、尿浸透圧、BNP値あるいはNT-proBNP値、携帯型エコーでの静脈圧上昇サインや肺うっ血サインなどから総合的に評価する。浮腫は、長期間臥床の患者では下腿前面には認めないのにもかかわらず、背部や仙骨部に見られることは少なくなく見逃してはならない。以上の指標の総合判断によって、体液量がコントロールされているかを決定するが、紹介元から退院したばかりであれば、おおむね体液量はコントロールされており、この初診時指標が今後の在宅での心不全管理の重要な目安となる。

2. 再入院の予防（心不全の代償状態の維持）

在宅医療では、心不全が代償状態から非代償状態、すなわち急性心不全になってしまうことを予防することが最も重要である。初診時指標によって適切と考えられる体液量の維持・管理に努める。高齢者では、急性心不全が進行するまで呼吸困難がみられない場合も多く、短期間の体重増加、浮腫、あるいは肺うっ血が認められれば、体液量増加による急性心不全が疑われる。非侵襲的検査指標を含めて総合判断する。

3. 急性心不全発症時の治療

呼吸困難の急性増悪など、心不全の急速な悪化が疑われる場合は、体液量を迅速に把握し、動脈血酸素飽和度を測定する。迅速な酸素投与、利尿薬、硝酸薬、血管拡張薬、およびカテコラミンなどによる治療で緊急入院の回避に努める。また、急性増悪の原因を検索する。貧血の進行、感染症の合併、心電図で心房細動などの不整脈が生じていないか、虚血性変化がみられないか、心エコーで心機能に変化はないのかなどを確認する。状況によっては再入院を考慮せざるを得ない。

4. 心不全の終末期医療と看取り

　心不全はがんと同じように、ステージA～Bという病期の早い段階で緩和ケアの概念を取り入れることで、生命予後や生活の質を改善させる可能性がある。ステージDの終末期では、患者自身の終末期の目標像を確立しなければならない。非がん疾患である心不全は入院・寛解を繰り返しながら経過し罹患期間が長期にわたることが、がん疾患と大きく異なる。緩和ケアを施しながら、やがてくる終末期ケアにつき話し合っておかなければならない。また、終末期においても症状を緩和するためには最期まで心不全に対する適切な治療を続けていくことが前提である。がんそのものに対する積極的な治療は終末期には行われない点は、がんとは大きく異なる。本邦では心不全の緩和・終末期ケアはその認識がいまだ十分ではない。心不全の終末期は、「最大の薬物・非薬物治療を施しても治療困難な状態で、死が間近にせまり根本的治療の可能性のない状態」といえる。しかし、終末期であるという判断が、がんに比べ心不全では容易ではない。終末期であるという判断は、医師だけでなく多職種を含めたチームでなされるべきである。終末期では、体液量の増加を防ぐ心不全治療を継続し、呼吸困難や身の置き場のない苦しさへの酸素やオピオイドの使用、鎮静なども考慮する。

【臨床検査の活用】
携帯型エコー検査：肺うっ血・肺水腫の診断において肺エコーの有用性が報告されている。左右の胸部あわせて8か所におけるB-line（コメットサイン）の評価を行うことにより、感度94％、特異度92％で，急性心不全と他の原因による呼吸困難とを鑑別できたという報告がある[2]。下大静脈径と径の呼吸性変動、左室径と機能なども判定できる。
携帯型心電図：不整脈、心筋虚血の評価に使用する。

第4章　在宅医療における臨床検査の活用

ホルター24時間心電図：不整脈が疑われる時は有用である。

パルスオキシメーター：SpO_2（動脈血酸素飽和度）

カプノメーター：呼気中の二酸化炭素分圧を測定（主に人工呼吸器管理下）

BNP値あるいはNT-proBNP値：主に左室内圧の上昇によって、左室からの分泌が亢進し高値となる。心不全であれば代償状態でも高値であるが、非代償状態になると、さらに高値になる。高齢、女性、心房細動、および腎機能障害は、心内圧と無関係にBNP値およびNT-proBNP値が高値になる因子であるので注意を要する。日本心不全学会ガイドラインによる値は参考になるが、最も重要なことは、患者1人ひとりのベストな値を定めることである。すなわち、体液量がコントロールされ心不全が代償された状態のBNP値あるいはNT-proBNP値がその患者にとってのベストな値と考え、その値が維持できるように管理する。BNP値あるいはNT-proBNP値は生理的変動が大きく、前値の1.5倍以上に上昇すれば、臨床的に高値になったと判断し、非代償性急性心不全の傾向になっていないかを、他の所見も含めて総合的に判断する。

在宅医療用X線装置：肺うっ血の所見を見つけることができる。心陰影は、仰臥位での前後撮影では大きくなるため判断できない。座位での撮影が望まれる。

遠隔モニタリングの可能性：テレモニタリングによって患者の情報収集（食事、服薬状況、症状、飲水量、生活活動量など）を行い、患者への指示を伝えることができる。また、体重計など居宅の測定機器と在宅医療拠点をITでつなげば、在宅の医療情報がたちどころに集積され、迅速な医療介入ができるであろう。

【臨床検査技師の診療参加】

　心不全の在宅医療においては、多職種（医師・看護師・臨床検査技師・

薬剤師・栄養士・理学療法士など）が病診連携のもと、継続的なチーム医療を実践することが重要である。現状では、臨床検査技師が在宅医療に参画をしている例は多くないが、臨床検査機器の管理、臨床検査の実施、検査結果の解釈など、臨床検査技師が貢献すべきことはたくさんある。例えば、現在、携帯型エコーの準備・施行のほとんどは医師が行っている。超音波検査士資格を取得した検査技師が、保守・管理したエコー装置を準備して迅速かつ適切に施行し、患者の脱・着衣、検査終了後のゼリー拭き取りまで行えば、医師の業務負担は大幅に軽減され、患者および家族とのコミュニケーションの時間に使える。さらに、エコーがあまり得意でない医師にとって、適切な検査情報を伝えてくれることは望まれていると思われる。検体検査など他の検査も同様である。

［松村敬久］

引用文献

1) 厚生労働省．脳卒中，心臓病その他の循環器病に係る診療提供体制の在り方に関する検討会．脳卒中，心臓病その他の循環器病に係る診療提供体制の在り方について，2017.
2) Al Deeb M, Barbic S, Featherstone R, Dankoff J, Barbic D. Point-of-care ultrasonography for the diagnosis of acute cardiogenic pulmonary edema in patients presenting with acute dyspnea: a systematic review and meta-analysis. Acad Emerg Med. 21(8): 843-52. /2014

第4章　在宅医療における臨床検査の活用

4.6 超音波検査による諸疾病管理

　近年、超音波検査機器の小型化、高性能化は著しく、大型超音波検査機器に劣らない性能となっている。在宅医療においても小型超音波検査機器を使用し、疾病管理が迅速に行われている。

　膀胱炎、水腎症、残尿量などの腎・泌尿器科領域では超音波検査が比較的用いられる。膀胱へのカテーテル挿入の観察においても用いられる。

　関節リウマチの場合にはパワードプラ法を用いた関節超音波検査が行われる[1,2]。パワードプラ法の画像例を図4-6-1に示す。画像からシグナルが融合し、シグナルの範囲が肥厚滑膜の半分以上となっているのがわかる。

　胸部超音波検査を実施することで、肺に液体の貯留を確認することが

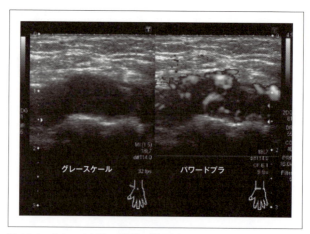

図4-6-1　リウマチ症例　手関節（橈骨側）

できる。心不全の発見（**図4-6-2**）、胸水の観察（**図4-6-3**）ができる。
寝たきりの褥瘡管理においても超音波検査は活用できる[3]。

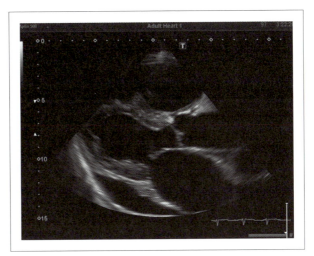

図4-6-2　心不全　心嚢水貯留例

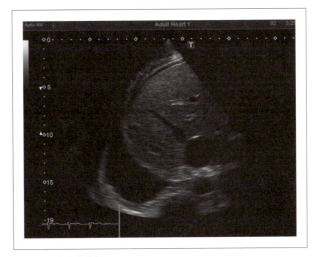

図4-6-3　右胸水貯留

第4章　在宅医療における臨床検査の活用

　褥瘡のポケット評価は一般的には目視で実施されているが、目視では判断が難しく褥瘡の評価を行うには十分な経験が必要と言われている[4]。その状況を補うために、小型超音波検査機器を使って、目視のみでは評

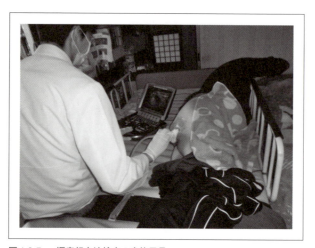

図4-6-5a　褥瘡超音波検査の実施風景

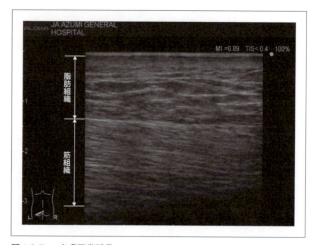

図4-6-5b　皮膚正常所見

超音波検査による諸疾病管理

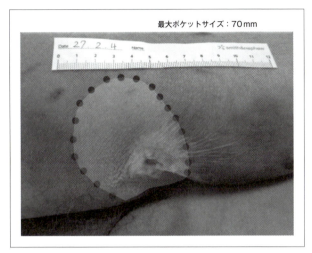

図4-6-5c　皮膚褥瘡所見
〔本稿の画像は済生会松阪総合病院による提供〕

価が困難な皮下組織の状態を画像化（図4-6-5a、b、c）することで、褥瘡管理への情報が得られる。

［深澤恵治、小谷和彦］

引用文献

1) 一般社団法人日本リウマチ学会調査研究委員会編「関節リウマチ（RA）に関するTNF阻害療法施行ガイドライン改訂第10版」2018.
2) 関節エコー画像診断の進歩. 谷村一秀. 臨床リウマチ, 28：7-5, 2016.
3) 訪問看護ステーションにおける褥瘡患者の実態-在宅医療委員会実態調査報告1-日本在宅学会 在宅医療委員会報告 褥瘡会誌（JPN J PU）, 9（1）：103-108, 2007.
4) 褥瘡予防・管理ガイドライン（第4版）. 日本褥瘡学会 教育委員会 ガイドライン改訂委員会. 褥瘡会誌（JPN J PU）, 17（4）：487-557, 2015.

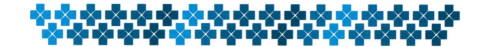

第5章　在宅臨床検査の展開

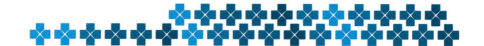

5.1　今後の展望：概説

　これからの医療の発展において、「情報通信技術Information and Communication Technology（ICT）」は1つの鍵である。ICTの活用は、急速な勢いで促進されている。検査結果や検査関連情報の提供は、すでにこの流れに乗りつつある。例えば、在宅の場で得られた検査結果、また病院や診療所に持ち帰ってあるいは検査センター（衛生検査所）に外注されて得られた検査結果は、電子診療録上に反映され、在宅医療に関わる医療や介護の従事者が共通に利用できる仕組みが実現しつつある。検査結果が時系列で比較観察できるような一元管理の仕組みもみられている。個人情報の保護は同時に論点である。

　在宅医療の現場で活用できる検査機器・試薬の開発も1つの鍵である。医療システムの改革とあわせて経済的発展への貢献も重要な視点となっている。在宅臨床検査の普及とともに、在宅設定に見合った検査のイノベーションはますます求められていくであろう。新規開発に加えて、現行の機器のさらなる進化は必須である。ほんの一例であるが、白血球5分類検査は、在宅では2〜3分類の計測である程度の対応ができるとなれば、装置も小型携帯化する可能性がある。コストも廉価になるだろう。さしあ

たって、慢性心不全や誤嚥性肺炎のように、在宅で繰り返し急変する恐れがある疾患の管理に向く検査のあり方は、生理機能検査機器やICTも含めての進展が望まれている。わが国では超音波検査のような生理機能検査も臨床検査として発展してきており、検体検査との融合は一考に値する[1]。

「もの」とともに「ひと」の話も重要になってくる。多様な職種が在宅医療に参画すべきであり、在宅医療を共に担う仲間の出現を、在宅医療に熱心な医療従事者は切に待っている。このことを解決するには、臨床検査技師が在宅の現場に足を運ぶという役目を担う、すなわち"臨床検査技師による業務拡大"が必要になってくる。例えば、医師が訪問診療する際に検査を一緒に実施するような役割は期待される。あるいは、医師の指示のもとで、医師の訪問診療の直前に血液検査や生理機能検査の結果を得て、その診療を円滑にするようなことについても検討の余地がある。また、精度管理への貢献（2018年の法改正ということもあるが、検査のクオリティマネジメントの専門性に伴う）のほかに、新しい検査項目の紹介とか、診療場面に合わせた検査の使い方の提案とか、検体の取り扱いというような知恵袋的な役割への期待もある。訪問診療のステーションに在宅臨床検査を担当する臨床検査技師の配置も起こってくるかもしれない。訪問看護師が臨床検査の一翼を担うことも考えられる。

一方で、在宅医療は、学校で臨床検査学を学んだだけでは実践できないことはよく認識されている。社会学、人類学、心理学、経済学などの知識を上手に使って検査を提供することが必要である[2]。一定の学習は必要であろう。こうした「職能の変容」が、特に在宅医療に関わろうとする臨床検査技師には望まれている。在宅医療の具現には、このような在宅医療に関わる人と物の両方の充実、さらにはそれを叶える仕組みづくりが肝要である。

[小谷和彦]

引用文献

1) 小谷和彦．地域医療と在宅臨床検査．臨床病理（日本臨床検査医学会誌），66，64-67，2018．
2) 小谷和彦．在宅医療分野での臨床検査．臨床検査，61，268-271，2017．

第5章 在宅臨床検査の展開

5.2 臨床検査専門医の在宅医療への関わり

　臨床検査に関わる診断（業務と研究）を行ったり、検査測定室を管理したりする専門性を有する医師を臨床検査専門医という。臨床検査専門医の在宅医療への関わりについて展望してみたい。

　社会の変化は医療の革新を促す。在宅臨床検査医学のような分野のように、現在は、医療機関外に広がりを示す医療が登場する時期であるという情勢を理解する姿勢が、専門医にまずは求められる。遠隔医療やICTを伴う医療への理解にも連動する。

　臨床検査専門医が自ら訪問診療や往診を行うことは少ないかもしれないが、臨床検査の専門性を生かして、在宅医療従事者と協働できる業務や機会を見出していく必要がある。具体的には、精度管理、検体の取り扱い方、POCTの操作法、検査項目や機器の選定、臨床検査値の判読や解釈（コンサルテーション）のような専門性は、在宅医療の実践で必要となる視点である。

　感染管理、疼痛管理、呼吸器疾患管理（例えば睡眠時無呼吸症候群のスクリーニング検査、スパイロメーターやピークフローメーターを用いた呼吸機能検査、あるいはパルスオキシメーターを用いた酸素飽和度のモニタリング）、輸血療法のような比較的専門性のある医療の在宅医療への導入がすでにみられるようになっている[1,2]。超音波診断装置の小型携帯化により、在宅医療の現場で超音波検査を実施しやすくもなっている。臨床検査の専門性を医療機関外で発揮したり、他領域の専門医師との連携を図ったりする知識と技能を磨く必要がある。

　医師－医師間のみならず、例えばオーラルヘルスや薬物モニタリングでは歯科や薬科の従事者と、またフレイルのような介護予防での栄養管理の場面や、施設での感染症の集団感染のような場面では介護の従事者

と連携する可能性がある。臨床検査技師との連携は言うまでもない。多職種連携の研修会が各地域で実施されている。このような研修会に参加し、在宅医療の関係者と協働しながら、在宅医療で行われる検査に関する知見を深め、在宅臨床検査医学について考案していくことが期待される。

〔小谷和彦、山中崇〕

引用文献
1) 諏訪部 章. 在宅医療における呼吸機能検査. 検査と技術, 35, 858-864, 2007.
2) 〆谷直人, 小谷和彦, 高橋峰子, 鈴木高弘. 在宅へと舵を切りつつある医療と求められる感染管理とは. 医療と検査機器・試薬, 41, 484-490, 2018.

5.3 臨床検査技師の在宅医療への関わり

　日本臨床衛生検査技師会では、臨床検査領域の進歩に呼応して、これらに関連する臨床検査の健全な発展・普及を促進し、有能な認定技師の養成を図り、より良質な医療を国民に提供することのできる人材の育成とその認定に取り組んできた。日本臨床衛生検査技師会内に設けた認定センターによる認定のほかに、臨床検査に関連する他団体、学会などを含む認定機構により運営される認定制度もある。同機構は認定輸血検査技師制度協議会／認定臨床微生物検査技師協議会／認定血液検査技師制度協議会／日本サイトメトリー技術者認定協議会より構成され、4団体（日本臨床検査医学会／日本臨床衛生検査技師会／日本臨床検査同学院／日本臨床細胞学会）から日本臨床衛生検査技師会の認定制度運営の趣旨に賛同を得ている。現在運用されている認定検査技師には以下がある（表5-2-1）。

表5-2-1　日本臨床衛生検査技師会認定制度（認定センター／認定機構）による認定技師

心電検査技師	一般検査技師	臨床染色体遺伝子検査技師
管理検査技師	病理検査技師	認知症領域検査技師
臨床化学・免疫化学精度保証管理検査技師	救急検査技師	血液認定技師
臨床微生物検査技師	輸血認定検査技師	サイトメトリー技術認定

　一方で、これからの医療、とりわけ在宅医療の現場における臨床検査技師のスキルとしては「専門性」のみならず、「多能性」を持つことが要求されることになる（図5-2-1[1]）。したがって、各種認定取得をベースとし、病態管理のコメントができ、患者や家族に接しながら検査データの説明のできる検査技師が求められている。従来の認定技師育成と併せて「専門認定技師（疾病別・臓器別）」を育成する教育システムを構築し

臨床検査技師の在宅医療への関わり

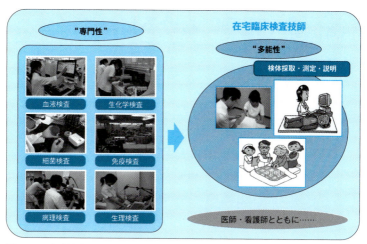

図5-2-1　在宅医療における臨床検査技師

ていく必要性に迫られており、現在、臨床検査技師の生涯教育システムの見直しに着手している。病棟業務では、病院内の医療従事者との連携であるのに対して、在宅医療の現場では、患者、家族のほかに関連職種とのコミュニケーション力が問われる。医学用語を用いずに説明する技術は、従来の教育ではカバーしきれておらず、課題である。

［深澤恵治］

参考文献
1）臨床検査振興協議会監修，在宅医療チームのための臨床検査（小谷和彦，宮島喜文編集），じほう，東京，2016．

5.4　在宅医療における情報活用

I. SMBG機器

はじめに

　　在宅医療のための環境整備は官民をあげた取組みが実施されている。総務省は「超高齢社会を見据えた安心・安全な医療ICTサービスの実現」を目指して、厚生労働省と連携して、在宅医療・介護分野の異なるシステム間で情報共有する際の課題解決に向けた実証研究を開始している[1]。また、在宅医療の現場では、血糖の測定が最も多く実施されている。このような状況の中で、在宅医療における血糖検査にICTが活用されはじめた。

　　患者が自ら血液を採取して血糖測定を行うSMBG（Self-Monitoring of Blood Glucose）検査の歴史は古い。アークレイ社と、試薬を製造販売していたアメリカのマイルスラボラトリー社との共同開発によって、1970年に世界初のSMBGが誕生した。当時のSMBG機器は非常に高価であった。現在は電極を挿入して血液吸引をすると5秒程度で測定できる測定方法が、当時では、試験紙の反応を水洗いで止め、比色計で測定した。機器の大きさも弁当箱ぐらいあった。
　　SMBGは臨床検査の中でも、比較的早く、病院外での測定が進められていたため、その測定を遠隔地とつないで活用する試みは早期から検討されていた。古くには携帯電話とSMBG機器を専用のケーブルで接続し、携帯電話を通じて血糖値を送信することから始まり、現在はスマートフォンとSMBG機器をNFC通信やBluetoothの無線に連携し、測定結果をリアルタイムで共有できる仕組みが構築された。

在宅医療における情報活用

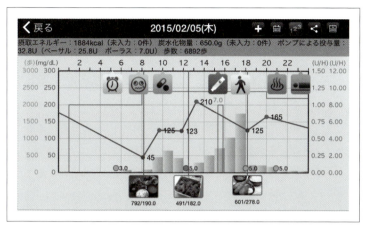

図5-3-1　スマートe-SMBGの表示例
　　　　一日の血糖値の変化、インスリン、ベーサル、ボーラス、イベント（起床、運動など）、歩数（活動量）、食事、お薬などを一目で確認することができる。

　アークレイ社は、2012年から「スマートe-SMBG」というスマートフォン向けのアプリケーションを公開した。「スマートe-SMBG」は、SMBGで測定した血糖値をNFCやBluetoothで取り込むだけではなく、インスリンの投与量や食事やバイタルサインのデータも記録でき、その結果を「e-SMBGクラウド」に同期できる。また、SMBG機器以外にも体温計や体組成計、活動量計、血圧計などとも通信同期ができ、これらのデータを患者自身で管理するだけでなく、SMBG Viewerというアプリを使用して、医療機関もそのデータをリアルタイムで閲覧できる。この仕組みを活用すると、患者の血糖管理を自宅にいながらリアルタイムにかかりつけ医や担当医と共有できる。

1. 使用例1

　あずま糖尿病クリニック（兵庫県西宮市）ではSMBGのデータを「ス

マートe-SMBG」でスマートフォンに取り込み、そのデータをe-SMBGクラウドにアップすることで患者のデータをリアルタイムで把握し、治療に活用している。SMBGの測定をするだけで自動的にデータがクリニックに転送される。特に新規受診者、高齢者、認知症を有する患者とその家族、血糖管理が不十分で仕事の多忙さで受診が限定される者、短期間に血糖が変化する患者に、スマートe-SMBGは適応される。血糖値に異常があればメッセージや電話でコミュニケーションをはかったり、再受診を促すなどのアクションを迅速に取ったりすることができ、従来のような次の受診まで待つということにならないのが患者の安心にもつながっている。毎日リアルタイムで血糖値をチェックして、クラウドで回診している[2]。

2. 使用例2

　由利組合総合病院（秋田県由利本荘市）では、妊娠糖尿病を有する患者に対してクラウド連携を用いた血糖管理の取り組みを実施している病院の例である。従来では、次回の来院時（2週間後）まで、血糖コントロールに対する指導を待つことにならざるを得なかったが、血糖値をクラウドで連携することによって、その状況を医師がリアルタイムで把握し、アドバイスを送ることができるようになった。血糖値の改善期間が2週間から4日までに短縮された。

　こうした外来診療のみならず、在宅医療の患者に対してもe-SMBGクラウドを用いたクラウド連携が試みられている。患者の血糖値を院内（医師、栄養士）だけではなく院外の訪問看護ステーションや薬局とも共有する仕組みを構築し、患者と在宅医療に関わるすべての職種でリアルタイムのコミュニケーションを行うことが目指されている。スマートe-SMBGはスマートフォンがなければ使用できないため、在宅高齢者の

在宅医療における情報活用

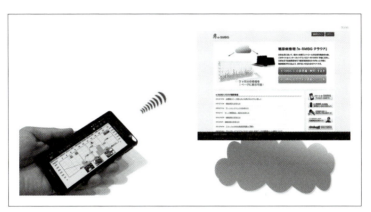

図5-3-2　e-SMBGでのクラウド同期
　　　　　e-SMBGクラウドとデータを同期でき、データのバックアップが可能である。また、PCでデータを閲覧することができる。

SMBG機器を訪問看護ステーション所有のスマートフォンと連携し、1日に1回、看護師が訪問した際にデータの連携とクラウド転送を行っている。e-SMBGクラウドにはメッセージ機能が搭載されており、医師からコメントを送信することも、逆に患者からコメントを送信することも可能である。この機能によって、医師も患者も不安感は減って、医療従事者への臨時の問い合わせは少なくなったという事例もある。

おわりに

今後は、ICTによるクラウド連携システムを活用し、在宅医療での療養指導が普及していくと考えられる。現段階では上記由利組合総合病院のように、訪問看護師が在宅医療の現場に訪問した際にデータ同期とクラウド連携を実施するという運用が現実的と思われるが、近い将来には居宅でのSMBG機器から直にデータ送信ができるようになり、その結果を在宅医療に関わるすべてのスタッフがリアルタイムに共有し、コミュ

第5章　在宅臨床検査の展開

ニケーションをはかる運用が始まることも考えられる。

　在宅医療は、糖尿病を含めた慢性疾患の治療の場となっていくと予想されている。血糖測定器のような小型で携帯が可能な検査機器やウエアラブル端末がますます発達することで、血糖だけではなくあらゆるバイタルサインデータを把握し、治療もリアルタイムで行う未来が遠からずやってくると考えられる。

［安部正義］

引用文献
1) 総務省 平成28年版高齢社会白書，107-111．
2) 平成28年3月　地域包括ケア研究会報告書
3) D-REPORT　2017年冬号（平成29年）2月5日号，2-3

II. ICTを用いる在宅医療チーム

　すぎうら医院（杉浦弘明院長、島根県出雲市）は在宅緩和ケアを主とする診療所である。杉浦先生は、しまね医療情報ネットワーク協会「まめネット」の中心的人物の1人である。もともとは、循環器内科とリウマチ科を主領域として開院し、長年、外来通院していた患者を看取りたいと想って、機能強化型在宅療養支援診療所となった。診療所には医師や看護師のほかに管理栄養士が2名おり、患者および家族の栄養指導にも取り組んでいる。外注検査に加えて、POCTの機器を用いた臨床検査を看護師が実施している。実際の訪問診療は「まめネット」とい

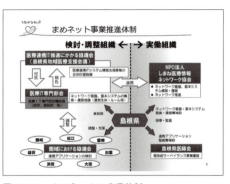

図5-3-3a　まめネットの事業体制

在宅医療における情報活用

うICTを活用して、島根県全域の医療機関とつながり、双方向の情報共有を行っている（図5-3-3a、b）。この「まめネット」は、島根県立中央病院の電子カルテシステムの稼働から出発した。県が主体になって整備してきた電子カルテに、全県下の医療情報NPOのアプリを通じて、情報が共有される。訪問診療で行った臨床検査値や所見が、このシステム上に取り込まれているが、他院や訪問看護ステーション、訪問薬局などからの患者情報も双方向で確認できる（図5-3-4）。他院での検査予約も随時にできて、診療連携の迅速化に役立っている（図5-3-5）。「まめネット」では感染サーベイランス情報も

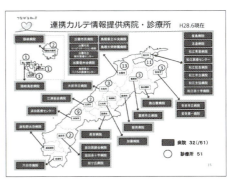

図5-3-3b 連携病院一覧

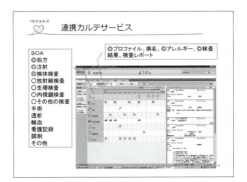

図5-3-4 カルテ画面

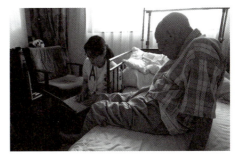

図5-3-5 まめネットを利用した診察の風景

第5章　在宅臨床検査の展開

リアルタイムに登録され、地域における感染症流行情報を把握でき、感染対策にも役立つシステムとなっている（図5-3-6）。

［深澤恵治］

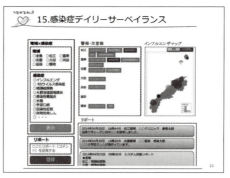

図5-3-6　感染症デイリーサービス

5.5 POCコーディネーターの在宅医療への関わり

　POCT対応の機器・試薬で測定できる検査項目の増加に伴い、医療機関で実施されるPOCTが増加している。この増加とともに「POCコーディネーター」といわれる人材が生まれ、活躍が期待されている。

　このPOCコーディネーターに求められる役割は、「POCTの管理と運営のリーダー」、「医師や看護師等の測定者への教育と指導」、そして、「運用体制の構築」である（表5-4-1）。これらの役割は、2018年に改正された医療法にある「臨床検査の精度の確保」の要求事項に沿った内容となっている[1,2]。

　POCコーディネーターは主に病院に勤務しており、在宅医療の現場での活動はこれからである。今後、在宅医療の現場にPOCTが活用されると予想されている。地域の連携病院で働くPOCコーディネーターは「地域のPOCコーディネーター」となり、その現場でPOCTを活用する「POCT測定者（医師や看護師）」が正しく使用し「臨床検査の精度の確保」ができるように教育と指導を行う貢献が望まれる。

　これに対する課題として、遠隔での精度管理の確認を可能とする"ITソリューションの普及"、多くのPOCコーディネーターが必要となるため"POCコーディネーターの育成"、そして、この仕組みを構築するための設備投資、人件費に見合う"診療報酬"などがあげられる。一般社団法人日本臨床検査自動化学会は、臨床検査技師を主な対象とした「POCセミナー」や「POCコーディネーター更新セミナー」を開催し、POCコーディネーター育成活動を実施し、所定の単位を取得した者を対象にPOCコーディネータ証明書を発行している。

表5-4-1　POCコーディネーターの役割

- POCTの管理と運営のリーダー
- 医師や看護師などの使用者への教育や指導
- 系統的な運用態勢の構築
  - データの一元管理、時系列データの構築
    - ・データ保証
    - ・精度管理
    - ・機器・試薬の管理
    - ・トラブル時の対応
    - ・過誤の防止と対応
    - ・他機器データとの互換性の明示
  - データの有効活用の監視
    - ・異常値への対応
    - ・カルテへのデータの添付（検査の証拠）
    - ・基準範囲の呈示
  - 収支やコストの管理
  - 運用実績や治療効果の評価

［岡尚人］

引用文献
1) 〆谷直人，POCTが変える医療と臨床検査，POCとは：3-5，2014．
2) POCTガイドライン（日本臨床検査自動化学会誌：43（補1）），2018．

コラム 正しい検査結果のための心得

心得1 検査検体の取り扱いに注意する

検査結果は検体採取の条件や検査までの保存方法により影響が出る可能性がある。生体の状態を反映しない検査結果とならないよう、目的にあった検体採取方法や適正な保存条件での検体保存が重要である。

* * *

心得2 検査項目と採血管の組合せに注意する

採血検体は検査項目ごとにそれぞれの測定法で検査する。採取する際に、検査項目に合った採血管を使用して採血することがポイントである（表1）。

表1 検査項目と採血管の不適切な組合せについて

検査項目名	不適切な採血管の組合せ
4型コラーゲン	血清以外での採血
4型コラーゲン・7S	EDTA塩入り
Ⅰ型コラーゲンC末端テロプロチド（1CTP）	EDTA2Na入り
C3	ヘパリン、クエン酸Na入り
C4	ヘパリン、クエン酸Na入り
HIT抗体	ヘパリン入り
IgA	ヘパリン、クエン酸Na入り
IgD	クエン酸Na入り
IgG	ヘパリン、クエン酸Na入り
IgM	ヘパリン、クエン酸Na入り
MMP-3	EDTA塩入り
PAIgG	ヘパリン入り
α1アンチトリプシン	クエン酸Na入り
α1マイクログロブリン	クエン酸Na入り
α2マクログロブリン	クエン酸Na入り
β2マイクログロブリン	クエン酸Na入り
ガストリン放出ペプチド前駆体（ProGRP）	血清による採血

(表1続き)

検査項目名	不適切な採血管の組合せ
カンジダマンナン抗原	クエン酸Na入り
クリプトコックス・ネオフォルマンス抗原	EDTA塩入り
抗ds-DNAlgG抗体	EDTA2Na、ヘパリン入り
抗ss-DNAlgG抗体	EDTA2Na、ヘパリン入り
抗アニサキスIgG・A抗体	血清以外での採血
抗血小板抗体	血清以外での採血
甲状腺刺激ホルモンレセプター抗体（TRAb）	血清以外での採血
シアル化糖鎖抗原（KL-6）	フッ化Na入り
シスタチンC	フッ化Na、クエン酸Na入り
シフラ	血清以外での採血
セルロプラスミン	クエン酸Na入り
糖鎖抗原125（CA125）	ヘパリン入り
トランスフェリン	ヘパリン、クエン酸Na入り
トリコスポロン・アサヒ抗体	血清以外での採血
ニューロン特異性エノラーゼ（NSE）	血清以外での採血
ハプトグロビン	クエン酸Na入り
百日咳抗体	血清以外での採血
フリーライトチェーン	血清以外での採血
プロアルブミン	フッ化Na、クエン酸Na入り
プロカルシトニン	クエン酸Na入り
プロトロンビン（Ⅱ因子）前駆体（PIVKA-Ⅱ）	血清以外での採血
補体価（CH50）	EDTA2Na、2K、ヘパリン、クエン酸Na入り
リウマチ因子（RF）定量	EDTA2Naアプロチニン、EDTA2K、クエン酸Na入り
レチノール結合蛋白	フッ化Na、クエン酸Na入り

＊＊＊

心得3 検査項目と採血時間に注意する

食事や服薬などの要因は検査値に影響を与える場合がある。また、生理学的に日内変動の大きな項目では、採取する時間帯が検査値に影響を与える。したがって、各検査項目における採血時間の目安に留意する（表2）。

表2 採血時間を考慮すべき検査項目について

検査項目名	採血時間の目安
PSA	自転車に乗るなどの前立腺刺激後は避ける
TSH	夜間はなるべく避ける

資料

(表2続き)

検査項目名	採血時間の目安
TSH4	夜間はなるべく避ける
亜鉛（Zn）（血清）	朝食前
アルドステロン（血漿）	早朝空腹時30分間安静後
オキシトシン	食後1時間以上経過後
凝固検査	ヘパリン、ウロキナーゼ投与直後の採血は避ける
血小板凝集能	食後の採血は避ける
血漿レニン活性（PRA）	早朝空腹時30分間安静後
ケトン体分画（静脈血）	早朝空腹時
ケトン体分画（動脈血）	食事1時間後またはブドウ糖投与後
コルチゾール・ACTH	日内変動が大きいことを考慮する
中性脂肪（TG）	10時間以上絶食後
テストステロン	午前中（9～12時）
プロラクチン	日内変動が大きいことを考慮する
プロラクチン、hGH	睡眠時はなるべく避ける
遊離脂肪酸（NEFA）	運動後はなるべく避ける
リパーゼ（血清）	早朝空腹時
リポ蛋白分画	早朝空腹時
レニン濃度（PRC）	早朝空腹時30分間安静後

＊＊＊

心得4　検査項目に合った検体の保存方法を確認する

検体採取後に保存しないと正しい結果が得られない検査項目がある。指定された保存方法に従って検体を取り扱う（表3）。

表3　各検査項目に合わせた採血検体の保存方法について

検査項目名	保存方法
白血球（WBC）	冷蔵（凍結不可）
赤血球（RBC）	冷蔵（凍結不可）
ヘモグロビン（Hb）	冷蔵（凍結不可）
ヘマトクリット（Ht）	冷蔵（凍結不可）
血小板数（PLT）	冷蔵（凍結不可）
平均赤血球容積（MCV）	冷蔵（凍結不可）
平均赤血球血色素量（MCH）	冷蔵（凍結不可）
平均赤血球血色素濃度（MCHC）	冷蔵（凍結不可）
網赤血球数（RET）	冷蔵（凍結不可）
好酸球数	冷蔵（凍結不可）
白血球像	冷蔵（凍結不可）

(表3続き)

検査項目名	保存方法
赤血球像	冷蔵（凍結不可）
血小板凝集能	冷蔵・凍結不可、長時間放置不可
凝固検査	原則室温
アンモニア	冷蔵
グルコース（GLU）	冷蔵（凍結不可）
HbA1c（NGSP）	冷蔵（凍結不可）
ヘモグロビンF（HbF）	冷蔵（凍結不可）
ケトン体分画(静脈血)	凍結（−70℃以下）
ケトン体分画(動脈血)	凍結（−70℃以下）
リポ蛋白分画	冷蔵（凍結不可）
リポ蛋白分画精密測定	冷蔵（凍結不可）
RLP-コレステロール	冷蔵（凍結不可）
β-カロチン	凍結＋遮光
ビタミンA	凍結＋遮光
ビタミンB_1（サイアミン）	凍結＋遮光
ビタミンB_1（リボフラビン）	凍結＋遮光
ビタミンB_6	冷蔵＋遮光
ビタミンC（アスコルビン酸）	凍結（−70℃以下）＋遮光
ビタミンE（トコフェロール）	凍結＋遮光
コプロポルフィリン定量	冷蔵（凍結不可）＋遮光
赤血球プロトポルフィリン	冷蔵（凍結不可）
ICG	冷蔵＋遮光
グルコース負荷試験	冷蔵（凍結不可）
6-チオグアニンヌクレオチド（6-TGN）	冷蔵（凍結不可）
レニン濃度（PRC）	凍結（−20℃以下）
B型肝炎ウイルスコア関連抗原（HBcrAg）	凍結（−20℃以下）
HBV-DNA定量	凍結（−20℃以下）
HCV-RNA定量	凍結（−20℃以下）
HCVサブタイプ系統解析	凍結（−20℃以下）
HCV薬剤耐性変異解析（NS5A／L31、Y93）	凍結（−20℃以下）
HIV-ジェノタイプ薬剤耐性検査	凍結（−20℃以下）
サイトメガロウイルス（CMV）抗原	冷蔵（凍結不可）
単純ヘルペスウイルス（HSV）-DNA定量	凍結（−20℃以下）
水痘・帯状ヘルペスウイルス（VZV）-DNA定量	凍結（−20℃以下）
サイトメガロウイルス（CMV）-DNA定量	凍結（−20℃以下）
EBウイルス（EBV）-DNA定量	凍結（−20℃以下）
ヒトヘルペスウイルス6型（HHV6）-DNA定量	凍結（−20℃以下）
ヒトヘルペスウイルス7型（HHV7）-DNA定量	凍結（−20℃以下）
ヒトヘルペスウイルス8型（HHV8）-DNA定量	凍結（−20℃以下）
ヘルペスウイルス-DNA定量セット	凍結（−20℃以下）
エンテロウイルス／ライノウイルス-RNA同定	凍結（−20℃以下）

(表3続き)

検査項目名	保存方法
エンテロウイルス／ライノウイルス-遺伝子系統解析	凍結（−20℃以下）
パルボウイルスB19-DNA同定	凍結（−20℃以下）
エンドトキシン定量	冷蔵（凍結不可）
β-D-グルカン	冷蔵（凍結不可）
アミロイドβ（1-40）	凍結（−20℃以下）
アミロイドβ（1-42）	凍結（−20℃以下）
血清補体価（CH50）	凍結（−20℃以下）
免疫複合体（イムノコンプレックス）	凍結（−20℃以下）
ABO式血液型	冷蔵（凍結不可）
Rho（D）因子（Rh（D）血液型）	冷蔵（凍結不可）
Rh-Hr式血液型	冷蔵（凍結不可）
マラリア原虫	冷蔵（凍結不可）
寒冷凝集反応	採血後速やかに血清分離（血清分離までは37℃保存）
T-SPOT	室温（24時間以内に測定）
抗血小板抗体	採血後室温で静置し完全に血餅凝固後血清分離
PAIgG	冷蔵（凍結不可）
HIT抗体	採血後速やかに血漿分離
クリオグロブリン定性	血清分離（血清分離までは37℃保存、分離後は冷蔵）
葉酸・ビタミンB$_{12}$	遮光
BNP	冷蔵（再生容器による採取不可）
シフラ	冷蔵

項目によっては保存時間が長いと測定値が大きく変動する検査項目があり、その影響について参考までに記す（表4）。

表4　検体の保存時間と検査値変化について

検査項目名	検査値変化	付記
LDH	上昇	3時間で約5％、12時間で約10％
アンモニア	上昇	30分で10〜20μg/dl
カリウム	上昇	3時間で0.4〜0.6mEq/l
血糖	低下	3時間で約10mg/dl、12時間で約30〜40mg/dl
中性脂肪	低下	6時間まで変化なし、12時間で約8％
尿一般検査（pH）	上昇	細菌尿の場合
尿一般検査（ケトン体）	低下	揮発可能な条件下
尿一般検査（糖）	低下	細菌尿の場合
無機リン	—	12時間で約10％低下、以後上昇
遊離コレステロール	低下	12時間で約10％

(表4続き)

検査項目名	検査値変化	付記
遊離脂肪酸	上昇	3時間で約10%、12時間で約30%

(変化は全血、室温で保存した場合。尿の場合は室温で保存した場合)

心得5　自己血糖測定時の採血時の注意点を知る

指先は痛点が比較的多くあり、痛みを感じやすい。できるだけ痛みを抑えるには、針を刺す部位を変えることが有効である。指先から採血する際に、手をアルコールでよく拭き取る。針を刺したときに出てきた血液が少ないとしても、無理に絞り出すこともよくない。血液を無理に絞り出すと組織液が混入し、血糖値が低く測定される可能性がある。

＊＊＊

心得6　自己血糖測定で正確な結果を得る注意点を知る

機器本体や測定用チップの保管が不適切な場合には結果に影響する。特に高温多湿の環境で保管すると、内部で水滴が生じて正確な測定の妨げとなるので、適切な場所に保管する。また、測定用チップには有効期限があり、必ず有効期限内で使用する。

＊＊＊

心得7　血液培養検査に適した採取法の注意点を知る

血液培養検査では、血液感染症の原因となる細菌・真菌が患者の血流中に侵入していないかを調べるが、採血部位の常在菌や環境菌の混入を避けるため、念入りな消毒が必要となり、穿刺口の細菌を丁寧に拭き取ってから無菌の状態で血液を採取する。また、複数の培養ボトルで採取する場合には、穿刺部位を変えることで検出感度を上げることができる。なお検体採取後は35℃または室温で保存し、培養ボトルの有効期限についても確認を行う。

資料

心得8 尿培養検査に適した採取と保存の注意点を知る

尿を培養することで細菌性尿路感染症の有無がわかるが、膀胱内カテーテルの留置時には、カテーテルから尿を採る際にポートの部分を念入りに消毒する。尿中の糖や蛋白などの影響で細菌増殖は速くなるため、採取後2時間以内の検査が望ましい。やむを得ず保存する場合には冷蔵庫で保存する。ただし、淋菌の検出を目的とする場合は、低温で急速に死滅してしまうため、採った尿を30℃以下に冷やさないように保存する。

* * *

心得9 糞便培養検査に適した採取法の注意点を知る

糞便を培養することで腸管感染症の原因を確認し、腹痛、下痢の原因を探ることができる。原因となる病原微生物は細菌、ウイルス、原虫、寄生虫と様々であり、便をよく観察し膿粘血部があれば採取するようにする。排便が困難な場合、直接綿棒を肛門内に約2.5cm挿入し、静かに回して直腸採取法で採取する。糞便の性状から、原因菌の推測を行うことも可能となる。

* * *

心得10 培養検査に適した喀痰の採取法を知る

喀痰は主に気管・気管支、肺胞組織など下気道の炎症性分泌物であり、喀痰を培養し下気道炎症の原因を探ることができる。そのため、唾液ではなく気道からの採取が必要となるので、必ずうがいやスポンジブラシを利用して患者の口の中をきれいしてから採取する。また、咽頭粘液で代用はできず、痰を出すときは、強い咳をしながら奥のほうから直接出すようする。なかなか痰が出ないときは、蒸気を吸入する（お湯などの湯気を吸う）と、痰が出やすくなる。その他の簡単な方法としては、冷蔵庫の中に顔を入れるのも1つの方法である。

資料

心得11 患者の安全に配慮した検体採取を知る

採血や喀痰採取などは患者の協力が必要である。検査について一般の人にもイメージできるように医学的用語をなるべく使わず説明するように心がけ、安心して検査を受けてもらう配慮が必要になる。例えば、消毒薬で患者に、かゆみ・発疹をはじめとするアレルギー症状がでることがある。消毒する際は患者が過去に使用消毒薬に対して異常反応を示したことがあるかどうかを確認してから行う。

[深澤恵治]

参考文献

日本臨床衛生検査技師会．JAMT技術教本シリーズ　検体採取者のためのハンドブック，じほう，2016．

Q&A 在宅医療に用いられる臨床検査に係るQ&A

Q1 大きい機器は持ち運びしにくい印象ですが、小型な装置はありますか。

A 片手で持てるほどの大きさのPOCT機器も珍しくありません。試薬カセットの交換式の比較的小型（弁当箱サイズ）の装置もあります。

Q2 訪問診療時にその場で検査する場合と検査センターに外注した場合とでは検査経費はどちらがかかりますか。

A 単価の計算では外注のほうが安価になります。しかし、在宅医療の現場で得た検査の結果で治療できる場合には、再訪問する時間やその費用を使わずにすむので、総合的な収支ではその場で検査できたほうが費用対効果は高くなることがしばしばあります。何よりも患者の便益にもなります。

Q3 在宅医療現場で利用できる簡易な検査キットの精度はどうでしょうか。

A 尿中hCGの検出を行う妊娠判定検査や鼻腔拭い液を用いたインフルエンザ同定検査などで使用されている簡易検査は「免疫（イムノ）クロマト法」で簡易に行われています。簡易検査と呼称されるとしても、体外診断用医薬品であり、手順に従って使用すれば外注検査や病院で実施される検査と精度的には同等です。また、尿試験紙による糖やタンパクの測定についても同様です。

Q4 検査の実施にあまり時間をとれません。操作の工程が少ない検査はありますか。

A POCT対応検査を用いる場合に、試薬カセットの挿入と検体の添加が主な工程ですので、少ない操作で検査できます。

Q5 在宅医療では、入院時と同じような検査を必要とするでしょうか。

A 在宅医療では入院時とは状態が異なりますので、一般に入院と同じ検査は不要です。しかし、在宅医療でも、在宅生活を継続するために可能な臨床検査を利用するのは適当なことと考えられます。

Q6 訪問診療で臨床検査技師の同行の場面があるでしょうか。

A 臨床検査技師の実施できる業務内容については、臨床検査技師等に関する法律第20条2に「診療の補助として採血及び検体採取（医師又は歯科医師の具体的な指示を受けて行うものに限る）ならびに第二条の厚生労働省令で定める生理学的検査を行うことを業とすることができる」とあります。検体採取してそれを測定できます。医師や看護師が検査以外の業務に専念できるメリットも考えられます。

Q7 往診かばんの中に採血管が常備されています。ただし、用意された時期が不明です。使用上の注意はありますか。

A 使用期限が不明な試験管の使用は好ましくありません。使用期限を超えた真空採血管では、以下の①や②が生じる可能性があります。期限の管理は徹底してください。
① 真空度が弱まって適量の血液が採血管中に注入されないため、抗凝固剤が検査に適正な濃度にならない恐れがあります。特に凝固線溶系検査では抗凝固剤と血液の比は厳密に規定されていますので、割合が異なると検体として使用できなくなります。
② 含まれる抗凝固剤の劣化により、血液が凝固する恐れがあります。

Q8 血液ガス用の検体を採取の直後と時間の経過した後で測るのでは、結果に影響はありますか。

A 血液中には血球細胞があります。それらの細胞が代謝して、たとえ密栓をしていても、酸素濃度やpHが下がったり、二酸化炭素濃度が上昇したりしてしまいます。したがって、採取の直後での測定が望まれます。

Q&A

Q9 採血しにくい場合がありますが、対応法はありますか。

A 無理に採血して神経損傷のような合併症が生じないように、「標準採血法ガイドライン」[1] を遵守し、実践することが望まれます。採血前に穿刺部を温めることもされています。検査の目的と採血の重要性を説明して、十分に納得を得た後に採取することが大切です。

Q10 尿一般検査について教えてください。

A 尿中の糖や、タンパク、潜血、白血球などを調べることができます。検体採取が容易であり、試験紙を尿に浸けて1分ほどで結果が出る簡便性の高い検査です。糖尿病、腎疾患、膀胱炎のような疾患のスクリーニングとして利用されます。

Q11 呼吸機能検査について教えてください。

A 息切れがする、呼吸が苦しい、咳が出る、痰が出るといった肺や気管支の病気が考えられるときに行います。気管支喘息の診断にも有用です。肺活量分画を調べることは病態やその重症度を調べるのに役立ち、治療効果の判定や経過観察にも使われます。

Q12 経皮ガス検査について教えてください。

A 生体内のガス交換の働きが低下すると、血液中の酸素が減り、二酸化炭素が蓄積していきます。この状態が長く続くと危険なため、早急な治療が必要となります。このガス交換を客観的に把握するために行うのが経皮ガス検査です。血液中のpH、酸素と二酸化炭素の濃度を測定して、肺の機能障害の有無や生体の酸塩基平衡を把握できます。

Q&A

Q13 血液凝固検査について教えてください。

A 脳や心臓の疾患で抗凝固薬は一般に用いられています。過剰に投与すると血液が固まらなくなってしまって危険が生じます。そのため、抗凝固薬の使用が適正かの指標として凝固系検査を行います。また、止血に関わる凝固因子の働きを調べる場合にPTをしばしば測りますが、PTは肝臓で合成される因子を反映するため、肝機能を把握する一助としても検査されます。

Q14 超音波検査について教えてください。

A 簡単に言うと、体外から発射して跳ね返ってきた反射波を画像に再構成したのが超音波検査の像です。超音波は音なので無害とされ、副作用がほとんどありません。当てた超音波の反射時間の違いが映像となるため、液体の貯留、結石、腫瘍などの異常を発見できます。臓器の解剖学的位置や処置用カテーテルやチューブの位置の確認もできます。

Q15 細菌培養検査について教えてください。

A 細菌感染部位から採った検体を培養して、どのような細菌がどの程度に存在しているのかを調べます。特定された細菌の種類に応じて抗菌薬への感受性を調べて治療方針を決定することも行われています。

Q16 血液培養検査について教えてください。

A 血液中の細菌の存在やその程度、さらに菌の種類を調べます。血液は、本来、無菌で、血液中から菌が検出される場合には重篤な細菌感染症を疑います。起因菌を同定して、薬剤感受性試験をして抗菌化学療法を決定することも行われています。

Q&A

Q17 臨床検査値を用いた疾病管理において高齢者の場合に特徴はありますか。

A 在宅医療の対象者として多い高齢者の場合には、若年者の疾病管理に対する配慮とは異なる面があり得ます。糖尿病を例にとると、HbA1cによる血糖コントロールは、認知症（中等症以上）または日常生活動作の低下または併存疾患や機能障害の重複時には若年者の場合に比べて高めの8.0％未満程度を目安にするような考えで診療をします[2]。

Q18 POCTで対応可能な機器は高価な印象があり導入しにくい印象です。価格帯を教えてください。

A 10万円未満から100万円を超える製品まであります。本書に掲載した資料に機器の一覧表があります。販売先に連絡してみてください。

［深澤恵治、小谷和彦］

引用文献
1) 日本臨床検査標準協議会、標準採血法ガイドライン第2版（GP4-A2），学術広報社，2011．
2) 日本糖尿病学会・日本老年医学会 編著，高齢者糖尿病ガイド2018，文光堂，東京，2018．

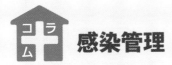感染管理

1. 感染管理の基本と重要性

　在宅医療では対象者の医療依存度や要介護度は幅広く、疾病も多様であり、易感染性を有することも珍しくないため、感染管理は必要不可欠である[1,2)]。また、薬剤耐性菌対策として厚生労働省よりアクションプランが提示されており、感染予防・管理もこの一部となっている。在宅での介護や看護において感染管理を理解し実践してもらうことで、患者やその家族、訪問スタッフを感染から守ることができる。しかしながら感染管理が重要とはいえ、在宅医療の現場では病院のように厳格に行う必要性はない。

　標準予防策は、感染から身を守る、感染を拡大させないための有効手段である。標準予防策では感染の有無にかかわらず、すべての患者の湿性生体物質（血液、尿、痰、体液、粘膜、損傷した皮膚など汗以外のもの）は、感染のリスクがあるものとして扱う。標準予防策のうち、とくに在宅医療の現場で励行するのは、手指衛生、個人防護具、患者ケアに使用した器材や器具の処理、咳エチケットの4つである。

Ⅰ. 手指衛生

　標準予防策で最重要なのは手指衛生である。図1にハンドペタン培養の結果を示した。目には見えなくとも手指には膨大な数のさまざまな細菌が付着している。手指衛生をせずに医療行為を行うと、患者が感染の危機にさらされる。さらにその手のままで別の家庭を訪問すると、手に付着した細菌やウイルスを持ち運ぶことになる。

　図2に世界保健機関（WHO）が推奨している「手指衛生5つの場面」を示し

資料

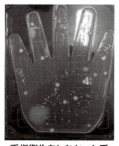
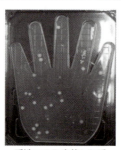
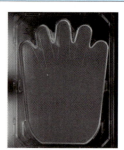

手指衛生をしなかった手
＜培養結果＞
・グラム陰性桿菌
　（大腸菌など）
・バチルス sp
・MSSA
・*Acinetobacter* sp
・*Pseudomonas* sp 等

手洗いのみ実施した手
＜培養結果＞
・バチルス sp
・MSSA

手指衛生を実施した手
＜培養結果＞
ほとんど検出されず

図1　手に付着している細菌（ハンドペタン培養の結果）

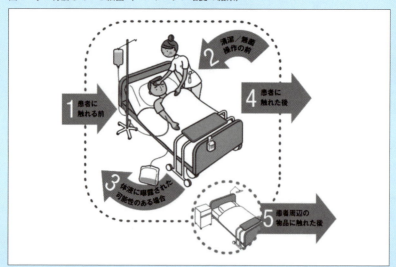

図2　手指衛生5つの場面

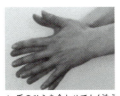
1. 手のひらを合わせてよく洗う
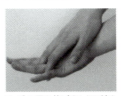
2. 手の甲を伸ばすように洗う
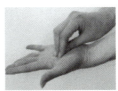
3. 指先・爪の間をよく洗う
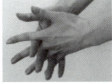
4. 指の間を十分に洗う
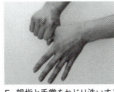
5. 親指と手掌をねじり洗いする
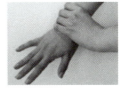
6. 手首を洗う
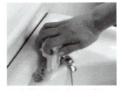
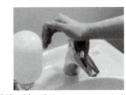
7. 水道の栓を止める時は、手首か肘で止める・ペーパータオルを使用して止める。

図3　効果的な手洗い方法

た。患者に触れる前と触れた後、清潔・無菌操作前、体液に曝露された可能性の後、周辺の物品に触れた後に手指衛生を行う。家族がこのような手指衛生を行うのは暮らしという点から見ると過剰であるが、在宅医療従事者は5つの場面での手指衛生は励行する。

　流水と石鹸による手洗いでは図3のように手順を踏むと効果的である。なお、濡れた手は乾いた手よりも多くの細菌を付着させるという報告もあるので流水と石鹸で手洗いした後はしっかりと水分を拭き取る。目に見える汚染がない場合は擦式アルコール製剤の擦り込みは有効である。流水と石鹸の場合は効果的な手洗いに約30秒以上かかるが、擦式アルコール製剤は15秒ほど

擦り込めば十分な効果が期待でき、しかも擦式アルコール製剤の殺菌力は流水と石鹸での手洗いよりも強い。訪問宅で洗面所を借りにくい場合は擦式アルコール製剤を用いるようにする。

Ⅱ. 個人防護具

　患者の感染症の有無にかかわらず、個人防護具は湿性生体物質の曝露から自身を防御するために使用する。個人防護具には手袋、マスク、ゴーグル・フェイスシールド、エプロン・ガウンがある。これらは状況に合わせて選択するが、装着と脱着では順番が異なるので注意が必要である。とくに手袋は、装着時は最後に装着し、脱着時は一番汚染されている可能性のある手袋から脱ぐ。

　個人防護具は単回使用である。とくに在宅医療の現場ではMRSAなどの薬剤耐性菌の保菌者がいるので患者ごとに交換するとともに、手袋を脱いだ後も手指衛生が必要である。家族が処置を行う場合でも手指に傷や損傷があれば手袋を装着して処置を行う。

Ⅲ. 患者ケアに使用した器材や器具の処理

　病院で使用する物品や器材・器具は、大抵はシングルユースとし、ディスポーザブルは一回きりで廃棄している。再生して使う場合は洗浄、消毒、滅菌といった工程を取っている。在宅では病院と同じように一回きりで廃棄することはしづらいものの、設備が整った病院と同じように洗浄、消毒、滅菌を行うことはできない。在宅医療の現場での基本的な条件は、細菌を増やしたものを患者に使用しないことである。ほかの患者に使用しないのであれば、しっかり洗って乾燥させれば細菌自体はあまり増えることはない。さらにキッチンハイター（次亜塩素酸ナトリウム）につける、あるいは煮沸消毒を行うとより

資料

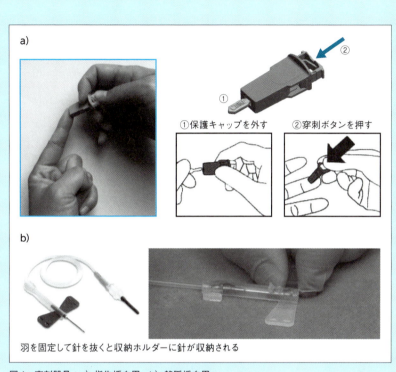

図4 穿刺器具：a) 指先採血用　b) 静脈採血用

効果的である。

　訪問時に採血を行う場合は可能な限り、安全装置付きの針を使用する（図4-a）。安全装置の作動方法に不慣れなために操作ミスで針刺し事故を起こしてしまうこともあるので操作方法を十分に理解しておく必要がある。また医療従事者は使用後の針を入れる携帯用針入れ容器を持参する。

Ⅳ. 咳エチケット

　咳エチケットは咳やくしゃみの際に口や鼻をマスクやティッシュペーパー

資料

で覆うだけでなく、使用済みのティッシュペーパーはすぐに捨てる、喀痰など の呼吸器の分泌物に手が触れた後は手指衛生を行うことも含まれている。当 然のごとく呼吸器症状のある患者にはマスクを付けてもらう。

　咳やくしゃみによる飛沫は1.0〜1.5mほど飛散する。飛散された細菌やウイ ルスは、周囲の人の手のよく触れるところに付着して、人の手を介してさらに 拡散し、感染リスクを高める。細菌やウイルスを飛散させないために患者が咳 やくしゃみをしているとき、介護をしている家族が咳やくしゃみをしている ときは咳エチケットが必要である。在宅医療従事者が咳やくしゃみをしてい るときは患者やその家族に感染させないために訪問すべきではない。

2. POCT対応機器・試薬の感染管理

　POCTでは患者の傍らで携帯型検査機器や迅速検出試薬（キット）を用いる が、その対応機器では多くの検体検査項目が測定でき、さらに超音波検査や心 電図検査などの生理機能検査も施行できる。またPOCT対応試薬では尿や感 染症などの検査が行える。そのためPOCTは在宅医療や介護の現場での検査 として有効に利用されている。

　POCT対応機器・試薬の取り扱いは簡単で便利であるが、生体試料を用いた り、患者に直接触れて検査を行うので感染管理は必須である。「正しい取り扱 いができる」とは操作のみでなく、感染管理が含まれることを理解したうえで 使用しなければならない。

Ⅰ. POCT対応の検体検査における感染管理

　POCT対応機器では指先部から採取する血液を用いることが多い。そのた め血液曝露を最小限にすることが感染管理の基本である。POCT対応機器に よる検査は不特定多数の患者の指先部からの血液を用いて検査を行うので感

染防止対策と衛生管理を徹底しなければならない。また訪問時に看護師や臨床検査技師による静脈採血で検査を行うこともある。血液を用いて検査を行う場合は以下の標準予防策を実施する。

・受検者の血液は感染の危険性があると考え、個人防護具（手袋、マスク、ガウンは必要に応じて）を着用する。
・受検者に対応する前後と検査機器で測定した後は必ず手指衛生を行う。
・擦式アルコール製剤による手指衛生を行っていても、アルコールに抵抗性のある微生物も存在することから、必要に応じて流水と石鹸で手洗いする。
・ディスポーザブルの穿刺針を装着する穿刺器具の複数人による共用を回避する。
・穿刺針の単回使用を徹底するために穿刺器具全体がディスポーザブルとなっていて構造上二度使用することができない器具を使用する（図4-b）。
・検査を行う場所としては、まわりに物が置かれてなく、清潔が保持できる場所を確保する。
・分別した廃棄容器（血液汚染、鋭利器材などの感染性廃棄物用と非感染性廃棄物用）を配置する。
・検査機器の受検者に触れる部分は毎回検査終了後にアルコール消毒（清拭）を実施する。
・血液による汚染がある場合は汚染箇所の清拭除去およびアルコール消毒を行う。
・介護施設では検査を行う室内の机や椅子、ドアノブなど、従事者や受検者などが頻繁に接触する箇所は定期的に清拭し、必要に応じてアルコール消毒を行う。

資料

Ⅱ．POCT対応の生理機能検査における感染管理

◆携帯型心電図記録装置（携帯型心電計）

心電図検査を行う場合は以下の標準予防策を実施する。

・個人防護具（マスク、手袋は必要に応じて）を着用する。
・受検者に対応する前後は必ず手指衛生を行う。
・擦式アルコール製剤による手指衛生を行う。必要に応じて流水と石鹸で手洗いする。
・心電計本体の表面や誘導コードおよび電極の汚れは、水または水で薄めた中性洗剤もしくは消毒用エタノール（表1）などを含ませた軟らかい布を絞ったもので拭き取り、その後十分乾燥させる。
・心電計本体の表面や誘導コードおよび電極の消毒が必要な場合は消毒液（表1）を含ませた軟らかい布で清拭する。誘導ケーブルのコネクター部は消毒液に漬けてはならない。また紫外線照射やオゾンによる滅菌や消毒はプラスチック表面を劣化させるので行ってはならない。
・介護施設では検査を行う室内の机や椅子、ドアノブなど、従事者や受検者などが頻繁に接触する箇所は定期的に清拭し、必要に応じてアルコール消毒を行う。

表1　消毒剤と使用参考濃度

消毒液（成分名）	参考濃度
消毒用エタノール	0.50%
塩化ベンザルコニウム	0.20%
塩化ベンゼトリニウム	0.20%

◆携帯型超音波診断装置

超音波検査を行う場合は以下の標準予防策を実施する。

・個人防護具（マスク、手袋は必要に応じて）を着用する。

- 受検者に対応する前後は必ず手指衛生を行う。
- 擦式アルコール製剤による手指衛生を行う。必要に応じて流水と石鹸で手洗いする。
- 装置外装の一般的な清掃・消毒薬としては、水、中性洗剤、70%イソプロピルアルコールなどが使われるが、基本は取扱説明書で製造販売業者が指定する消毒薬・洗浄剤を使って清掃する。
- プローブは使用後速やかにゼリーを拭き取り、水または製造販売業者が指定する洗浄剤で洗浄して乾燥させた状態にする。消毒は塩化ベンザルコニウム（表1）など製造販売業者の指定する薬液を使って行う。プローブには浸漬可能部分があるのでこれに従うが、プローブのコネクターなどの浸漬可能範囲以外の部分を水や洗浄剤の液体に漬けてはならない。
- 介護施設では検査を行う室内の机や椅子、ドアノブなど、従事者や受検者などが頻繁に接触する箇所は定期的に清拭し、必要に応じてアルコール消毒を行う。

Ⅲ．POCT対応試薬における感染管理

　POCT対応試薬であるキット検査は、検体を滴下するだけの簡便な操作であり、目視による判定ができ、机上の狭いスペースで検査を行うことができる。検査を行う場合は以下の標準予防策を実施する。ただし、感染症のキット検査は操作自体は簡便であっても検体採取時や検査時に検査者への感染のリスクが非常に高い。そのため感染症の検査は医療機関に任せることが望ましい。
- 感染防御（とくに飛沫感染）のため検体採取時は個人防護具（手袋、マスク、ゴーグル、ガウン）を着用する。
- 検査試料は感染の危険性があると考え、検査時は個人防護具（手袋とマス

ク）を着用する。
- 患者に対応する前後と検査後は必ず手指衛生を行う。
- 擦式アルコール製剤による手指衛生を行っていても、アルコールに抵抗性のある微生物も存在することから、必要に応じて流水と石鹸で手洗いする。
- 検査を行う場所としては、まわりに物が置かれてなく、清潔が保持できる場所を確保する。
- 分別した廃棄容器（血液・尿汚染、採取用の綿棒、検査後のキットなどの感染性廃棄物用と非感染性廃棄物用）を配置する。
- 検査試料や採取用の綿棒、受検者の血液や尿などによる汚染がある場合は汚染箇所の清拭除去およびアルコール消毒を行う。
- 介護施設では検査を行う室内の机や椅子、ドアノブなど、従事者や受検者などが頻繁に接触する箇所は定期的に清拭し、必要に応じてアルコール消毒を行う。

感染症の迅速検出キットでは感度・特異度を考慮しなければならない。現在の迅速検出キットの感度からすると、迅速診断陰性は感染を否定するものではない。とくに臨床症状を認める場合は感染症を否定してはならない。しかし、特異度は高いので迅速診断陽性は感染と診断してよい。

［〆谷直人］

参考文献

1) 在宅医療・介護における感染管理ハンドブック．〆谷直人（監）：宇宙堂八木書店，東京，2018.
2) 〆谷直人，小谷和彦，高橋峰子，鈴木高弘．在宅へと舵を切りつつある医療と求められる感染管理とは．医療と検査機器・試薬，41(5), 484-490, 2018.

MEMO

■POCT対応機器・試薬一覧

1. 生化学関連検査装置

	機器・試薬名	測定項目
装置	コバス b 101	HbA1c 総コレステロール トリグリセライド HDL-コレステロール CRP
装置	ポケットケム BA　PA-4140	NH3

2. 糖尿病関連装置

	機器・試薬名	測定項目
装置	HemoCue Glucose 201 DM RT アナライザー	グルコース
試薬	HemoCue Glucose 201 RT マイクロキュベット　シングルパック	グルコース
装置	ポケットケム BG　PG-7320	グルコース
装置	アントセンス　デュオ	グルコース
装置	アントセンス　ロゼ	グルコース
装置	スタットストリップ コネクティビティー	グルコース
装置	スタットストリップ エクスプレス900	グルコース
装置	ニプロスタットストリップXP3	グルコース
装置	ニプロスタットストリップCT3	グルコース
装置	スタットストリップ エクスプレス グルコース ケトン	グルコース ケトン
装置	スタットストリップ グルコース ケトン	グルコース ケトン
装置	HemoCue HbA1c 501 アナライザー	HbA1c
試薬	HemoCue HbA1c501 テストカートリッジ	
装置	A1c iGear K	HbA1c
装置	A1c iGear Quick K	
試薬	メディダス HbA1c　K	
試薬	メディダス HbA1c　K	
装置	DCA　バンテージ	HbA1c 尿中アルブミン 尿中クレアチニン アルブミン/クレアチニン比

3. 尿関連装置/テストストリップ（腎機能/尿糖/尿路感染症等）

	機器・試薬名	測定項目
装置	クリニテック ステータスプラス	ブドウ糖、蛋白、pH、潜血、白血球、亜硝酸、ケトン体、比重、ビリルビン、ウロビリノーゲン、クレアチニン、アルブミン、蛋白/クレアチニン比、アルブミン/クレアチニン比、尿中hCG
試薬	N-マルティスティックス SG-L	尿中、白血球・亜硝酸塩・ウロビリノーゲン・蛋白質・pH・潜血・比重・ケトン体・ビリルビン・ブドウ糖
試薬	アルブスティックス	尿中蛋白質
試薬	イクトテスト	尿中ビリルビン
試薬	ウリスティックス	尿中、蛋白質・ブドウ糖

検体	測定方法	結果判定・表示	寸法（cm）W×D×H/重量	企業番号	バッテリー駆動
全血	A/B	LCD	13.5×23.4×18.4/2kg（ACアダプター除く）	18	—
全血	C	LCD、印刷	12.4×8.5×3.8/150g	1	○

測定項目：A ラテックス免疫凝集阻害法、B 酵素比色法、C 反射測光法

検体	測定方法	結果判定・表示	寸法（cm）W×D×H/重量	企業番号	バッテリー駆動
キャピラリー全血 EDTA加全血 ヘパリン加全血 フッ化ナトリウム加全血	A	LCD	9.3×17.0×5.0/350g	17	○
			100テスト		
全血	B	LCD	6×11.9×3.5/120g	1	○
全血	C	LCD、印刷	20.5×12.5×5.5/0.75kg	15	○
全血	C	LCD、印刷	8.4×21.7×6.6/0.5kg		○
全血	D	LCD	8.25×4.6×15.3/360g	7/13	○
全血	D	LCD	5.84×2.29×9.14/75g	13	○
全血	D	LCD	97.9(H)×59.9(W)×21.2(D) 59g	11	○
全血	D	LCD	147(H)×79(W)×26.5(D) 190g		○
全血	E	LCD	98(H)×61(W)×22.9(D) 78.5g	16	○
全血	E	LCD	146(H)×79(W)×30(D) 220g		○
キャピラリー全血 EDTA加全血 ヘパリン加全血 フッ化ナトリウム加全血	F	LCD、印刷	21.7×19.8×13.6/1.6kg	17	—
			10テスト		
全血	G	LCD、印刷	22.7×29.3×29.3/7.5kg	5	
全血	G	LCD、印刷	13×20×22.5/3kg		
全血	G	その他	10テスト		
全血	G	その他	20テスト用		
全血：HbA1c 尿：尿中アルブミン	H/I/J/K	LCD、印刷	29×27×23/4kg	7	—

測定方法：A 比色法（GDH変法）、B アンペロメトリック酵素電極法、C 酵素電極法（GOD法）、D 酵素電極法（Modifiled GOD法）、E 酵素電極法、F ボロン酸アフィニティー法、G ラテックス免疫比濁法、H チオシアンメトヘモグロビン法、I ラテックス凝集阻止法、J 免疫比濁法、K Benedict Behre法

検体	測定方法	結果判定・表示	寸法（cm）W×D×H/重量	企業番号	バッテリー駆動
尿	A	LCD、印刷	17.1×27.2×15.8/1.6kg	7	○
尿	B	目視判定	100テスト		
尿	B	目視判定	100テスト		
尿	B	目視判定	100テスト		
尿	B	目視判定	100テスト		

	機器・試薬名	測定項目
試薬	ウロヘマコンビスティックス	尿中、ウロビリノーゲン・蛋白質・pH・潜血・ブドウ糖
試薬	ウロヘマコンビスティックス SG-L	尿中、白血球・ウロビリノーゲン・蛋白質・pH・潜血・比重・ブドウ糖
試薬	ウロラブスティックス	尿中、ウロビリノーゲン・蛋白質・pH・潜血・ケトン体・ブドウ糖
試薬	ウロラブスティックス SG-L	尿中、白血球・ウロビリノーゲン・蛋白質・pH・潜血・比重・ケトン体・ブドウ糖
試薬	クリニテック ミクロアルブ・クレアチニンテスト	尿中、アルブミン・クレアチニン
試薬	ネフロスティックス L	尿中、白血球・亜硝酸塩・蛋白質・pH・潜血・比重・ブドウ糖
試薬	ヘマコンビスティックス	尿中、蛋白質・pH・潜血・ブドウ糖
試薬	ヘマスティックス	尿中潜血
試薬	マルティスティックス	尿中、ウロビリノーゲン・蛋白質・pH・潜血・ケトン体・ビリルビン・ブドウ糖
試薬	マルティスティックス SG	尿中、ウロビリノーゲン・蛋白質・pH・潜血・比重・ケトン体・ビリルビン・ブドウ糖
試薬	マルティスティックス SG-L	尿中、白血球・ウロビリノーゲン・蛋白質・pH・潜血・比重・ケトン体・ビリルビン・ブドウ糖
試薬	マルティスティックス PRO10LS	尿中、白血球・亜硝酸塩・蛋白質・pH・潜血・比重・ケトン体・ブドウ糖・クレアチニン
試薬	マルティスティックス PRO11	尿中、白血球・亜硝酸塩・蛋白質・pH・潜血・比重・ケトン体・ビリルビン・ブドウ糖・クレアチニン・
試薬	ライフスティックス	尿中、白血球・蛋白質・潜血・ブドウ糖
試薬	ラブスティックス	尿中、蛋白質・pH・潜血・ケトン体・ブドウ糖
装置	尿自動分析装置 US-1000	ウロビリノーゲン、潜血、蛋白質、ブドウ糖、ケトン体、ビリルビン、亜硝酸塩、比重、白血球、pH
装置	尿自動分析装置 US-1200	ウロビリノーゲン、潜血、蛋白質、ブドウ糖、ケトン体、ビリルビン、亜硝酸塩、比重、白血球、pH、アルブミン、クレアチニン
装置	尿自動分析装置 US-2200	ウロビリノーゲン、潜血、蛋白質、ブドウ糖、ケトン体、ビリルビン、亜硝酸塩、比重、白血球、pH、アルブミン、クレアチニン
試薬	ウロペーパーⅢ '栄研'	ウロビリノーゲン、潜血、蛋白質、ブドウ糖、ケトン体、ビリルビン、亜硝酸塩、比重、白血球、pH、アルブミン、クレアチニン
装置	ポケットケムUA　PU-4010	ブドウ糖、蛋白質、ビリルビン、ウロビリノーゲン、pH、潜血、ケトン体、亜硝酸塩、白血球、クレアチニン、比重、μアルブミン
試薬	オーションスクリーン マイクロアルブミン/クレアチニン	尿中アルブミン／クレアチニン
試薬	オーションスティックス	ブドウ糖、蛋白質、ビリルビン、ウロビリノーゲン、pH、潜血、ケトン体、亜硝酸塩、白血球、クレアチニン、比重
試薬	ウロピース　S	ブトウ糖、蛋白質、ビリルビン、ウロビリノーゲン、pH、比重、潜血、ケトン体、亜硝酸塩、白血球
試薬	U-テストビジュアル	ブトウ糖、蛋白質、ビリルビン、ウロビリノーゲン、pH、比重、潜血、ケトン体、亜硝酸塩、白血球
試薬	Combur テスト 10UX	比重、白血球、細菌、pH、蛋白質、ブドウ糖、ケトン体、ウロビリノーゲン、ビリルビン、潜血
試薬	Combur テスト 7UX	白血球、細菌、pH、蛋白質、ブドウ糖、ケトン体、潜血
試薬	Combur テスト 6	pH、蛋白質、ブドウ糖、ケトン体、ウロビリノーゲン、潜血
試薬	Combur テスト 5L	白血球、細菌、蛋白質、ブドウ糖、ウロビリノーゲン、潜血
試薬	Combur テスト 5UX	白血球、細菌、蛋白質、ブドウ糖、潜血
試薬	Combur テスト 4	蛋白質、ブドウ糖、ウロビリノーゲン、潜血
試薬	Combur テスト 3	pH、蛋白質、ブドウ糖
試薬	Combur テスト GPS	蛋白質、ブドウ糖、潜血
試薬	Combur テスト LN	白血球、細菌
試薬	cobas テスト MAU Ⅱ	微量アルブミン

検体	測定方法	結果判定・表示	寸法（cm）W×D×H/重量	企業番号	バッテリー駆動
尿	B	目視判定	100テスト	7	○
尿	B	目視判定	100テスト		
尿	B	目視判定	100テスト		
尿	B	目視判定	100テスト		
尿	B	目視判定	25テスト		
尿	B	目視判定	100テスト		
尿	B	目視判定	100テスト		
尿	B	目視判定	100テスト		
尿	B	目視判定	100テスト		
尿	B	目視判定	100テスト		
尿	B	目視判定	100テスト		
尿	B	目視判定	100テスト		
尿	B	目視判定	100テスト		
尿	B	目視判定	100テスト		
尿	B	目視判定	100テスト		
尿	A	印刷	30.0×32.5×13.1/約3.0kg	2	―
尿	A	LCD、印刷	31.5×21.5×13.5/約3.0kg		―
尿	A	印刷	40.0×38.5×25.5/約10.0kg		―
尿	試験紙法	目視判定			―
尿	A	LCD、印刷	12.4×8.1×3.6/180g	1	○
尿	B	目視判定	25テスト		
尿	B	目視判定	製品により異なる		
尿	B	目視判定	100～5000テスト	5	―
尿	B	目視判定	100テスト	6	―
尿	B	目視判定	100テスト	18	―
尿	B	目視判定	100テスト		―
尿	B	目視判定	100テスト		―
尿	B	目視判定	50テスト		―
尿	B	目視判定	100テスト		―
尿	B	目視判定	50テスト		―
尿	B	目視判定	50テスト		―
尿	B	目視判定	50テスト		―
尿	B	目視判定	50テスト		―
尿	C	目視判定	30テスト		―

測定方法：A 反射分光光度法、B 試験紙法、C 免疫測定法

4. 感染症関連検査

	機器・試薬名	測定項目
試薬	リボテストマイコプラズマ	肺炎マイコプラズマ抗原
試薬	イムノカードEX ストレップA	A群β溶血連鎖球菌抗原
試薬	エルナス ストレップA	A群β溶血連鎖球菌抗原
試薬	イムノカードST アデノウイルスⅡ	アデノウイルス抗原
試薬	イムノカードST ロタウイルス	ロタウイルス抗原
試薬	イムノカードST E.coli O157	大腸菌O157抗原
試薬	エラスターゼテスト「KMX」	顆粒球エラスターゼ
試薬	クイックチェイサーFlu A,B	インフルエンザウイルス抗原A/B
試薬	クイックチェイサーAdeno	アデノウイルス
試薬	ラピッドテスタ カラーFLUスティック	インフルエンザウイルス抗原A/B
試薬	ラピッドテスタ FLU・NEO	インフルエンザウイルス抗原A/B
試薬	ラピッドテスタ RSV－アデノ	RSウイルス抗原 アデノウイルス抗原
試薬	ラピッドテスタ hsアデノ	アデノウイルス抗原
試薬	ラピッドテスタ ストレップA	A群β溶血連鎖球菌抗原
試薬	ラピッドテスタ ロターアデノⅡ	ロタウイルス抗原 アデノウイルス抗原
試薬	ラピッドテスタ ノロ	ノロウイルス抗原
試薬	イムノキャッチーレジオネラ	レジオネラニューモフィラ血清型1LPS抗原
試薬	イムノキャッチー肺炎球菌	肺炎球菌莢膜抗原
試薬	イムノキャッチーRSV	RSウイルス抗原
試薬	ディップスティック'栄研'ストレプトA	A群β溶血連鎖球菌抗原
試薬	ディップスティック'栄研'ロタ	ロタウイルス抗原
試薬	ディップスティック'栄研'アデノ	アデノウイルス抗原
試薬	イムノキャッチーノロ Plus	ノロウイルス抗原
試薬	エスプライン インフルエンザA&B-N	インフルエンザウイルス抗原 A/B
試薬	エルナス カード RSV	RSウイルス抗原
試薬	プロラスト Flu One	インフルエンザウイルス抗原 A/B
試薬	プロラスト Myco	マイコプラズマ抗原
試薬	プロラスト RS	RSウイルス抗原
試薬	プロラスト hMPV	ヒトメタニューモウイルス抗原
試薬	アデノテスト AD	アデノウイルス抗原
装置	スポットケムFLORA SF-5510	インフルエンザウイルス抗原A/B A群ベータ溶血連鎖球菌抗原
装置	スポットケムIL SL-4720	インフルエンザウイルス抗原A/B A群ベータ溶血連鎖球菌抗原 CRP アデノウイルス抗原 RSウイルス抗原
試薬	スポットケムi-Line FluAB	インフルエンザウイルス抗原A/B
試薬	スポットケムi-Line StrepA	A群β溶血連鎖球菌抗原
試薬	スポットケムi-Line Adeno	アデノウイルス抗原
試薬	スポットケムi-Line RSV	RSウイルス抗原

検体	測定方法	結果判定・表示	寸法（cm）W×D×H/重量	企業番号	バッテリー駆動
咽頭拭い液	A	目視判定	10テスト	4 14	—
咽頭拭い液	A	目視判定	10テスト 25テスト		—
咽頭拭い液	A	目視判定	10テスト		—
角結膜ぬぐい液、咽頭ぬぐい液	A	目視判定	5テスト 10テスト	14	—
糞便	A	目視判定	10テスト 30テスト		—
糞便・培養検体	A	目視判定	30テスト		—
子宮頸管粘液	A	目視判定	10テスト		—
鼻腔拭い液・鼻腔吸引液・咽頭拭い液・鼻汁鼻かみ液	A	目視判定	10テスト	5	—
角結膜ぬぐい液、咽頭ぬぐい液	A	目視判定	10テスト		—
鼻腔拭い液・鼻腔吸引液・咽頭拭い液・鼻汁鼻かみ液	A	目視判定	10テスト 40テスト		—
鼻腔拭い液・鼻腔吸引液・咽頭拭い液・鼻汁鼻かみ液	A	目視判定	10テスト		—
鼻腔拭い液・鼻腔吸引液	A	目視判定	10テスト	9	—
咽頭ぬぐい液	A	目視判定	10テスト		—
咽頭拭い液	A	目視判定	10テスト		—
糞便	A	目視判定	10テスト		—
糞便	A	目視判定	10テスト		—
尿	A	目視判定	10テスト	2	—
尿・髄液	A	目視判定	10テスト		—
鼻腔拭い液・鼻腔吸引液	A	目視判定	10テスト		—
鼻腔・咽頭拭い液	A	目視判定	20テスト		—
糞便	A	目視判定	20テスト		—
糞便	A	目視判定	20テスト		—
糞便	A	目視判定	10テスト		—
鼻腔拭い液・鼻腔吸引液・咽頭拭い液・鼻汁鼻かみ液	A	目視判定	10テスト 100テスト	14	—
鼻腔拭い液・鼻腔吸引液	A	目視判定	5テスト 30テスト		—
鼻腔拭い液・鼻腔吸引液・咽頭拭い液・鼻汁鼻かみ液	A	目視判定	10テスト		—
咽頭ぬぐい液	A	目視判定	10テスト	3	—
鼻腔拭い液・鼻腔吸引液	A	目視判定	10テスト		—
鼻腔拭い液・鼻腔吸引液	A	目視判定	10テスト		—
角結膜ぬぐい液、咽頭ぬぐい液	A	目視判定	10テスト		—
項目による	C	LCD、印刷	11.6×21×7.9/660g	1	○
項目による	B	印刷	25.5×21.7×8.3/3kg		—
鼻腔拭い液・鼻腔吸引液	A	目視判定	10テスト		—
咽頭拭い液	A	目視判定	10テスト		—
咽頭拭い液	A	目視判定	10テスト		—
鼻腔拭い液・鼻腔吸引液	A	目視判定	10テスト		—

	機器・試薬名	測定項目
装置	BD ベリター プラス アナライザー	インフルエンザウイルス A/B 抗原 アデノウイルス抗原 RS ウイルス抗原 A 群 β 溶血連鎖球菌抗原
試薬	BD ベリター システム Flu	インフルエンザウイルス抗原　A/B
試薬	BD ベリター システム Adeno	アデノウイルス抗原
試薬	BD ベリター システム RSV	RS ウイルス抗原
試薬	BD ベリター システム Srrep A	A 群 β 溶血連鎖球菌抗原
試薬	BD Rota/Adeno エグザマン スティック	ロタウイルス抗原（糞便）、アデノウイルス抗原（糞便）

5. 心疾患・胸痛関連マーカー・炎症マーカー（急性心筋梗塞・心不全・

	機器・試薬名	測定項目
装置	ラピッドピア	BNP D ダイマー ヒト心臓由来脂肪酸結合蛋白（H-FABP） fFN（フィブロネクチン） プロカルシトニン
試薬	ラピッドチップ　BNP	BNP
試薬	ラピッドチップ　D ダイマー	D ダイマー
試薬	ラピッドチップ　H－FABP	ヒト心臓由来脂肪酸結合蛋白（H-FABP）
試薬	ラピッドチップ　fFN	フィブロネクチン
試薬	ラピッドチップ　PCT	プロカルシトニン
装置	コバス h 232 プラス	心筋トロポニン T CK-MB ミオグロビン NT-proBNP D-Dimer
試薬	トロップ T センシティブ	心筋トロポニン T
装置	トリアージテスト　メーター	CP：トロポニン I、CK-MB、ミオグロビン NT-proBNP D-ダイマー

6. 白血球・ヘモグロビン測定装置

	機器・試薬名	測定項目
装置	HemoCue WBC DIFF　アナライザー	WBC、NEU%、LYM%、MON%、EOS%、BAS%、 NEU#、LYM#、MON#、EOS#、BAS#、
試薬	HemoCue WBC DIFF マイクロキュベット	
装置	HemoCue WBC アナライザー	WBC
試薬	HemoCue WBC マイクロキュベット	
装置	HemoCue Hb201 DM アナライザー	ヘモグロビン
試薬	HemoCue Hb201 マイクロキュベット　シングルパック	

検体	測定方法	結果判定・表示	寸法（cm）W×D×H/重量	企業番号	バッテリー駆動
	B	その他	9.0×14.3×7.6/0.3kg	12	○
鼻腔拭い液・鼻腔吸引液・咽頭拭い液・鼻汁鼻かみ液	A	その他	10テスト		
咽頭ぬぐい液、鼻腔ぬぐい液又は角結膜ぬぐい液	A	その他	10テスト		
鼻腔拭い液・鼻腔吸引液	A	その他	10テスト		
咽頭拭い液	A	その他	10テスト		
糞便	A	目視判定	10テスト		

測定方法：A イムノクロマト法、B 反射分析法、C 時間分解蛍光測定法

肺血栓塞栓症・深部静脈血栓症・敗血症）

検体	測定方法	結果判定・表示	寸法（cm）W×D×H/重量	企業番号	バッテリー駆動
血漿又は全血（EDTA-2Na・EDTA-2K、ヘパリンによる）	B	LCD、印刷	20.5×27.5×9.6/1.4Kg	9	―
血漿又は全血（EDTA-2Na・EDTA-2Kによる）	A	LCD、印刷	20テスト		
血漿又は全血（クエン酸、ヘパリンによる）	A	LCD、印刷	20テスト		
血漿又は全血（EDTA-2Na・EDTA-2K、ヘパリンによる）	A	LCD、印刷	20テスト		
頸管腔分泌液	A	LCD、印刷	20テスト		
血漿又は全血（EDTA-2Na、EDTA-2K、ヘパリンLi、ヘパリンNa）	A	LCD、印刷	20テスト		
ヘパリン加全血	A	LCD	24.4×10.5×5.1/約526g（バッテリーパック含む）	18	○
ヘパリン加全血	A	目視判定	5テスト		目視法
全血 血漿	C	印刷	22.5×19.0×7.0/0.7kg	8	○

測定方法：A イムノクロマト法、B 反射光強度方式、C 蛍光免疫測定法

検体	測定方法	結果判定・表示	寸法（cm）W×D×H/重量	企業番号	バッテリー駆動
キャピラリ全血 EDTA加全血	A	LCD*、印刷	15.7×18.8×15.5/1.3kg	17	○
			50テスト		
キャピラリー全血 EDTA加全血	B	LCD、印刷	13.3×18.5×15.5/600g		○
			160テスト		
キャピラリー全血 EDTA加全血	C	LCD	9.3×17.0×5.0/350g		○
			100テスト		

測定方法：A パターン認識法、B 染色カウント法、C 比色法（アザイドメトヘモグロビン法）
＊LCD＝液晶画面

7. 電解質測定装置

	機器・試薬名	測定項目
装置	STAX-5inspire	pH、pCO_2、cNa^+、cK^+、cCl^-、Ca^{2+}、Mg^{2+}、Hct
装置	STAX-6	pH、cNa^+、cK^+、cCl^-、Ca^{2+}、Li^+、Hct

8. 血液ガス測定装置

	機器・試薬名	測定項目
装置	エポック 血液ガス分析装置	Glu, Lac, Na, K, iCa, pH, Cl, pCO_2, pO_2, Hct, Cre
装置	GASTAT-700Model	pH、pO_2、pCO_2、cNa^+、cK^+、cCl^-、Ca^{2+}、Glu、Lac、tBil、tHb、sO_2、O_2Hb、COHb、MetHb、HHb
装置	GASTAT-navi	pH、pO_2、pCO_2、cNa^+、cK^+、Ca^{2+}、Hct

9. 経皮ガス測定装置

	機器・試薬名	測定項目
装置	TCM4シリーズ TCM 400	$tcpO_2$
装置	経皮血液ガスモニタ TCM5	$tcpCO_2$ $tcpO_2$

10. 血液凝固測定装置（ワルファリンモニタリング）

	機器・試薬名	測定項目
装置	コアグチェックXS	PT-INR
試薬	ロシュ PT テストストリップ	PT-INR
装置	エクスプレシア ストライド	PT-INR
試薬	エクスプレシアPT/INRテストストリップ	PT-INR

11. 大腸がんスクリーニング検査

	機器・試薬名	測定項目
装置	移動式ディスクリート方式臨床化学自動分析装置 OCセンサーio	ヘモグロビン
試薬	OC-ヘモキャッチS '栄研'	

12. 妊娠診断

	機器・試薬名	測定項目
試薬	ゲステートST-Ⅱ	hCG
試薬	hCGテスト「KMX」	尿中ヒト絨毛性性腺刺激ホルモン（hCG）

13. その他装置（口腔内ケア）

	機器・試薬名	測定項目
装置	スポットケムST ST-4911	口腔内のむし歯菌、酸性度、緩衝能、白血球、蛋白質、NH_3

検体	測定方法	結果判定・表示	寸法（cm） W×D×H/重量	企業番号	バッテリー駆動
全血・血清・血漿	A	LCD、印刷	9.5×21.5×8.6/0.85kg	10	○
全血・血清・血漿	A	LCD、印刷	25.6×33.9×36.7/17kg		—

測定方法：A 電極法

検体	測定方法	結果判定・表示	寸法（cm） W×D×H/重量	企業番号	バッテリー駆動
ヘパリン加動脈全血	A/B	液晶カラーディスプレイ、外付プリンタ	ホスト：147/77/27　359g リーダー：215/85/51　354g	7	○
ヘパリン加動脈全血	A/C	LCD、印刷	40.0×57.5×63.5/28kg	10	—
ヘパリン加動脈全血	A/C	LCD、印刷	25.0×12.0×9.6/1.4kg		○

測定方法：A 電極法、B 酵素電極法、C 吸光度分光法

検体	測定方法	結果判定・表示	寸法（cm） W×D×H/重量	企業番号	バッテリー駆動
生理機能	A	LCD	30.8×23.0×16.0/4kg	17	○
生理機能	A	LCD	27×15.2×18.8/2.5kg		○

測定方法：A 電極法

検体	測定方法	結果判定・表示	寸法（cm） W×D×H/重量	企業番号	バッテリー駆動
キャピラリー全血	A	LCD	7.8×13.8×2.8/0.13Kg 24テスト	9	○
キャピラリー全血	A	LCD	7×4×17/300g 25テスト×4	7	○

測定方法：A 電極法

検体	測定方法	結果判定・表示	寸法（cm） W×D×H/重量	企業番号	バッテリー駆動
便	A	LCD、印刷	36.0×56.0×42.5/約35.0kg	2	—
便	B	目視判定	30テスト		

測定方法：A 電極法、B イムノクロマト法

検体	測定方法	結果判定・表示	寸法（cm） W×D×H/重量	企業番号	バッテリー駆動
尿	A	目視判定	5テスト 30テスト	2	—
尿	A	目視判定	25テスト	5	—

測定方法：A イムノクロマト法

検体	測定方法	結果判定・表示	寸法（cm） W×D×H/重量	企業番号	バッテリー駆動
唾液	A	LCD、印刷	16×10.5×5.1/430g	2	○

測定方法：A 2波長反射測光法

■POCT対応機器・試薬企業一覧

企業番号	企業名	住所	電話番号
1	アークレイ株式会社	〒602-0008 京都市上京区岩栖院町59 擁翠園内	050-5830-1000
2	栄研化学株式会社	〒110-8408 東京都台東区台東4-19-9	03-5846-3305
3	株式会社LSIメディエンス	〒101-8517 東京都千代田区内神田一丁目13番4号 THE KAITEKIビル	03-5994-2516
4	極東製薬工業株式会社	〒103-0024 東京都中央区日本橋小舟町7-8	03-5645-5661
5	協和メデックス株式会社	〒104-6004 東京都中央区晴海1-8-10 晴海トリトンスクエアX-4F	03-6219-7600
6	株式会社三和化学研究所	〒461-8631 愛知県名古屋市東区東外堀町35番地	052-951-8130
7	シーメンスヘルスケア・ ダイアグノスティクス株式会社	〒141-8673 東京都品川区大崎1-11-1 ゲートシティ大崎ウエストタワー	03-3493-7301
8	シスメックス株式会社	〒651-0073 兵庫県神戸市中央区脇浜海岸通1丁目5番1号	078-265-0500
9	積水メディカル株式会社	〒103-0027 東京都中央区日本橋2-1-3 アーバンネット日本橋二丁目ビル	03-3272-0671
10	株式会社テクノメディカ	〒224-0041 横浜市都筑区仲町台5-5-1	045-948-1961
11	ニプロ株式会社	〒531-8510 大阪市北区本庄西3丁目9番3号	0120-226-410
12	日本ベクトン・ディッキンソン株式会社	〒107-0052 東京都港区赤坂4-15-1 赤坂ガーデンシティ	0120-8555-90
13	ノバ・バイオメディカル株式会社	〒108-0073 東京都港区三田3-13-16 三田43MTビル	03-5418-4141
14	富士レビオ株式会社	〒163-0410 東京都新宿区西新宿2-1-1 新宿三井ビルディング	03-6279-0800
15	株式会社堀場製作所	〒601-8510 京都市南区吉祥院宮の東町2	075-313-8121
16	LifeScan Japan株式会社	〒103-0022 東京都中央区日本橋室町3-4-4 OVOL日本橋ビル2F	0120-113-903
17	ラジオメーター株式会社	〒140-0001 東京都品川区北品川4-7-35	03-4331-3500
18	ロシュ・ダイアグノスティックス株式会社	〒108-0075 東京都港区港南1-2-70 品川シーズンテラス	03-6634-1111

■生理機能検査機器一覧

超音波診断装置

	名称	FC1	SonoSite Edge	SonoSite M-Turbo
	販売元	富士フイルム株式会社	富士フイルム株式会社	富士フイルム株式会社
	タイプ	携帯性に優れた汎用機	携帯性に優れた汎用機	携帯性に優れた汎用機
	操作タイプ	置き型キーボード	置き型キーボード	置き型キーボード
	インターフェース	なし	なし	なし
	データ保存形式	内蔵メモリ	内蔵メモリ	内蔵メモリ
表示モード	モニター（インチ）	12.1	12.1	10.4
	サイズ			302(D)×274(W)×79(H)mm
	重量（約）	5.0Kg	3.85kg	3.4kg
	B	○	○	○
	THI		○	○
	M	○	○	○
	カラードプラ	○	○	○
	パワードプラ	○		○
	パルスドプラ			
	CPD		○	
	PW	○	○	○
	PW Tissue			○
	CW	○	○	○
	TDI		○	
	TCD			○
	連続波ドプラ			
使用可能なプローブ形状	リニア	○	○	○
	コンベックス	○	○	○
	セクター	○	○	○
	ICT	○	○	○
	TEE			○
	メカニカルスキャン			
	表示深度（最大）		35cm	35cm
	電源	AC100V バッテリー駆動可能	AC100V バッテリー駆動可能	AC100V バッテリー駆動可能

超音波診断装置（続き）

	名称	ACUSON P500	Viamo c100	UF-450AX
	販売元	シーメンスヘルスケア株式会社	キヤノンメディカルシステムズ株式会社	フクダ電子株式会社
	タイプ	携帯性に優れた汎用機	携帯性に優れた汎用機	携帯性に優れた汎用機
	操作タイプ	置き型キーボード	置き型キーボード	置き型キーボード
	インターフェース	なし	なし	なし
	データ保存形式	内蔵メモリ	内蔵メモリ	内蔵メモリ
表示モード	モニター（インチ）	15.4	15	12
	サイズ	374(D)×402(W)×715(H)mm	309(D)×366(W)×72(H)mm	185(D)×329(W)×349(H)mm
	重量（約）	7.2Kg	5.9Kg	6.9Kg
	B	○	○	○
	THI			
	M	○		○
	カラードプラ	○		
	パワードプラ			
	パルスドプラ	○		
	CPD			
	PW			
	PW Tissue			
	CW			
	TDI			
	TCD			
	連続波ドプラ	○		
使用可能なプローブ形状	リニア	○	○	○
	コンベックス	○	○	○
	セクター	○	○	
	ICT			
	TEE			
	メカニカルスキャン			
	表示深度（最大）	30cm		
	電源	AC100V バッテリー駆動可能	AC100V バッテリー駆動可能	AC100V バッテリー駆動可能

超音波診断装置（続き）

	名称	terason uSMART3300	ARIETTA Prologue	SonoSite S-Nerve
	販売元	デルタ電子株式会社	日本シグマックス株式会社	富士フイルム株式会社
	タイプ	携帯性に優れた汎用機	携帯性に優れた汎用機	小型タイプ
	操作タイプ	置き型キーボード	置き型タッチパネル	置き型キーボード
	インターフェース	Wifi対応、Bluetooth2.1、Ether-Net、DICOM3.0	なし	なし
	データ保存形式	内蔵メモリ	内蔵メモリ	内蔵メモリ
	モニター（インチ）	15	11.6	10.4
	サイズ	396(H)×389(W)×89(D)mm	75(H)×296(W)×199(D)mm	
	重量（約）	6.7Kg	4.5Kg	3.8kg
表示モード	B	○	○	○+K12：K24
	THI		○	○
	M	○	○	○
	カラードプラ		○	○
	パワードプラ		○	
	パルスドプラ	○	○	○
	CPD		○	○
	PW		○	○
	PW Tissue		○	
	CW		○	○
	TDI		○	
	TCD		○	○
	連続波ドプラ		○	
使用可能なプローブ形状	リニア	○	○	○
	コンベックス	○	○	○
	セクター	○	○	○
	ICT	○	○	○
	TEE	○	○	○
	メカニカルスキャン			
	表示深度（最大）			
	電源	AC120V バッテリー駆動可能	AC100V バッテリー駆動可能	

超音波診断装置（続き）

	名称	HS-1600	SonoSite NanoMaxx	SonoSite iViz
	販売元	本多電子株式会社	富士フイルム株式会社	富士フイルム株式会社
	タイプ	小型タイプ	小型タイプ	小型タイプ
	操作タイプ	置き型キーボード	置き型タッチパネル	ハンディタッチパネル
	インターフェース	なし	なし	Wifi対応
	データ保存形式	内蔵メモリ	内蔵メモリ	内蔵メモリ
	モニター（インチ）		8.4	7
	サイズ	220mm(幅)×308mm(高さ)×69mm(厚み)		183(D)×117(W)×27(H)mm
	重量（約）	3kg（プローブ除く）	2.7kg	520g
表示モード	B	○		○
	THI			
	M	○		○
	カラードプラ			○
	パワードプラ			
	パルスドプラ			
	CPD			
	PW			
	PW Tissue			
	CW			
	TDI			
	TCD			
	連続波ドプラ			
使用可能なプローブ形状	リニア		○	○
	コンベックス		○	
	セクター		○	○
	ICT		○	
	TEE		○	
	メカニカルスキャン			
	表示深度（最大）			
	電源			充電式交換可能リチウムイオンバッテリ

超音波診断装置（続き）

	名称	Vscan Dual Probe	Vscan 1.2	ポケットエコー miruco
	販売元	GEヘルスケアジャパン株式会社	GEヘルスケアジャパン株式会社	日本シグマックス株式会社
	タイプ	小型タイプ	小型タイプ	小型タイプ
	操作タイプ	ハンディキーボード	ハンディキーボード	ハンディキーボード
	インターフェース	なし	なし	Wifi対応
	データ保存形式	MicroSD、内蔵メモリ	MicroSD、内蔵メモリ	内蔵メモリ
	モニター（インチ）	3.5	3.5	7
	サイズ	135(D)×73(W)×28(H)mm	135(D)×73(W)×28(H)mm	210mm×110mm×10mm
	重量（約）	436g（プローブ含む）	390g（プローブ含む）	プローブ：180g タブレット：280g
表示モード	B	○	○	○
	THI			
	M			
	カラードプラ	○	○	
	パワードプラ			
	パルスドプラ			
	CPD			
	PW			
	PW Tissue			
	CW			
	TDI			
	TCD			
	連続波ドプラ			
使用可能なプローブ形状	リニア	○		
	コンベックス			○
	セクター	○	○	
	ICT			
	TEE			
	メカニカルスキャン			
	表示深度（最大）	24cm	24cm	
	電源	専用バッテリー（バッテリーパック）	専用バッテリー（バッテリーパック）	AC100V バッテリー駆動可能

超音波診断装置（続き）

	名称	Vscan Extend	SONIMAGE P3	USB超音波診断 SeeMore GP35MHz
	販売元	GEヘルスケアジャパン株式会社	コニカミノルタ株式会社	メディコスヒラタ株式会社
	タイプ	小型タイプ	小型タイプ	PCアプリ活用タイプ
	操作タイプ	ハンディタッチパネル	ハンディタッチパネル	PC活用型
	インターフェース	Wifi対応	なし	なし
	データ保存形式	MicroSD、内蔵メモリ	MicroSD、内蔵メモリ	なし
	モニター（インチ）	5	2.7	なし
	サイズ	168(D)×76(W)×22(H)mm	115(H)×68(W)×20(D)mm	
	重量（約）	441g（プローブ除く）	392g（プローブ含む）	
表示モード	B	○	○	○
	THI			
	M		○	
	カラードプラ	○		
	パワードプラ			
	パルスドプラ		○	
	CPD			
	PW			
	PW Tissue			
	CW			
	TDI			
	TCD			
	連続波ドプラ			
使用可能なプローブ形状	リニア	○		
	コンベックス			
	セクター	○		
	ICT			
	TEE			
	メカニカルスキャン		○	
	表示深度（最大）	24cm		20cm
	電源	専用バッテリー	AC100V バッテリー駆動可能	USBにてPCより給電

超音波診断装置（続き）

	名称	USB超音波診断 SeeMore SR7.5MHz/ SP7.5MHz/NV12.0MHz	USB超音波診断 SeeMore EC7.5MHz	膀胱用超音波画像診断装置 ブラッダースキャンシステム BVI6100
	販売元	メディコスヒラタ株式会社	メディコスヒラタ株式会社	シスメックス株式会社
	タイプ	PCアプリ活用タイプ	PCアプリ活用タイプ	小型タイプ
	操作タイプ	PC活用型	PC活用型	ハンディー
	インターフェース	なし	なし	なし
	データ保存形式	なし	なし	内蔵メモリ（1検体）
	モニター（インチ）	なし	なし	なし
	サイズ			63×162×92mm
	重量（約）			310g
表示モード	B	○	○	○
	THI			
	M			
	カラードプラ			
	パワードプラ			
	パルスドプラ			
	CPD			
	PW			
	PW Tissue			
	CW			
	TDI			
	TCD			
	連続波ドプラ			
使用可能なプローブ形状	リニア			
	コンベックス			
	セクター			○
	ICT			
	TEE			
	メカニカルスキャン			○
	表示深度（最大）	10cm	10cm	
	電源	USBにてPCより給電	USBにてPCより給電	専用バッテリー

心電図

名称	FCP-8221	FCP-8200	ESP-350	ECG-2250
販売元	フクダ電子株式会社	フクダ電子株式会社	フクダ電子株式会社	日本光電工業株式会社
外形寸法・重量	307mm×220mm×65mm／約3kg	260mm×206mm×66mm／約1.8kg（バッテリ含まず）	178mm×92mm×24mm／約350g	285mm×245mm×102mm／約2.3g（バッテリ含まず）
記録紙幅	145mm	110mm	―	110mm
記録誘導数	3/6/12	3/6	―	3/6
表示誘導数	3/6/12	3/6/12	3/6	3/6/12
液晶ディスプレイ	カラー6.5インチ	カラー7インチ	カラー4.3インチ	カラー7インチ
心電図解析機能	12誘導心電図解析 3ch不整脈計測 1chリズム計測	12誘導心電図解析 3ch不整脈計測 1chリズム計測検査	12誘導心電図解析 3ch不整脈計測 1chリズム計測	12誘導心電図解析 3ch不整脈計測 1chリズム計測

名称	ECG-2320 カルジオファックスM	スマートECG
販売元	日本光電工業株式会社	株式会社ECGラボ
外形寸法・重量	256mm×127mm×348mm／約4.2g（バッテリ含まず）	95mm×75mm×24mm/105g
記録紙幅	210mm	-
記録誘導数	1/3	3/6/12
表示誘導数	3/3+リズム/6/12	3/6/12
液晶ディスプレイ		
心電図解析機能	12誘導心電図解析 3ch不整脈計測 1chリズム計測	

パルスオキシメータ

名称	PULSOX-1	PULSOX-Lite	PULSOX-300	PULSOX-300i
販売元	コニカミノルタ株式会社	コニカミノルタ株式会社	コニカミノルタ株式会社	コニカミノルタ株式会社
外形寸法・重量	35mm×56mm×33mm/49g	34mm×56mm×33mm/42g	68mm×58mm×15mm/56g	68mm×58mm×15mm/56g
測定項目	酸素飽和度（SpO₂）、脈拍数	酸素飽和度（SpO₂）、脈拍数	酸素飽和度（SpO₂）、脈拍数	酸素飽和度（SpO₂）、脈拍数
電源	単4形アルカリ電池1本	単4形アルカリ電池1本	単4形アルカリ電池1本	単4形アルカリ電池1本

名称	SR-700bs	マイティサット	PumoRi7165	LUKLA2800m/ma/mac
販売元	コニカミノルタ株式会社	ニプロ株式会社	株式会社ユビックス	株式会社ユビックス
外形寸法・重量	23mm×60mm×28.5mm/30g	74mm×41mm×30mm/51g	34mm55mm27.6mm/33g	59mm×92mm×16.4mm/105g
測定項目	酸素飽和度（SpO₂）、脈拍数	酸素飽和度（SpO₂）、脈拍数	酸素飽和度（SpO₂）、脈拍数	酸素飽和度（SpO₂）、脈拍数
電源	内臓リチウムイオン電池（フル充電時24時間連続測定可能）	単4形アルカリ電池2本	CR2032コイン型リチウム電池×1	単4型電池2本

名称	MMIパルスオキシメータSB100	パルスワンⅢ PMP-125	パルスワンPMP-100A（医療従事者用）	パルスワンPMP-100B（自己測定用）
販売元	村中医療器株式会社	パシフィックメディコ株式会社	パシフィックメディコ株式会社	パシフィックメディコ株式会社
外形寸法・重量	34mm×63.5mm×35mm/37g	34mm×31mm×62mm/57g	37mm×25mm×55mm/26g	37mm×25mm×55mm/26g
測定項目	酸素飽和度（SpO₂）、脈拍数	酸素飽和度（SpO₂）、脈拍数	酸素飽和度（SpO₂）、脈拍数	酸素飽和度（SpO₂）、脈拍数
電源	単4形アルカリ電池2本	単4形アルカリ電池2本	CR2032コイン型リチウム電池×1	CR2032コイン型リチウム電池×1

名称	フィンガーチップoximeter POD-3	パルスウォッチPMP-200MⅡ	SAT-1200 Oxypal s	SAT-2200 Oxypal mini
販売元	パシフィックメディコ株式会社	パシフィックメディコ株式会社	日本光電工業株式会社	日本光電工業株式会社
外形寸法・重量	36mm×33mm×66mm/60g	80mm×27mm×47mm/60g	58.5mm×32.3mm×34mm/45g	61mm×85mm×24mm/95g（本体）
測定項目	酸素飽和度（SpO₂）、脈拍数	酸素飽和度（SpO₂）、脈拍数	酸素飽和度（SpO₂）、脈拍数	酸素飽和度（SpO₂）、脈拍数
電源	単4形アルカリ電池2本	充電式リチウムイオンバッテリー	単4形アルカリ電池1本	単4形アルカリ電池2本

パルスオキシメータ（続き）

名称	ポケットSpO2モニタ WEC-7201 オキシパルプチ	ファインパルス/SP/SP (NFC 通信機能付)	ATP-W03	ATP-W
販売元	日本光電工業株式会社	株式会社テルモ	フクダ電子株式会社	フクダ電子株式会社
外形寸法・重量	65mm×121mm×26mm/190g	68mm×32mm×35mm/41g	68mm×54mm×15mm/50g	74mm×55mm×18mm/90g
測定項目	酸素飽和度（SpO$_2$）、脈拍数	酸素飽和度（SpO$_2$）、脈拍数	酸素飽和度（SpO$_2$）、脈拍数	酸素飽和度（SpO$_2$）、脈拍数
電源	単3型アルカリ電池2本	単4形アルカリ電池1本	単4形アルカリ電池1本	単4形アルカリ電池1本

名称	オキシマン S-114	オキシマーレ S-116	オキシリオ S-118	アイオキシ A5
販売元	シースター株式会社	シースター株式会社	シースター株式会社	株式会社フィリップス・ジャパン
外形寸法・重量	70mm×37mm×32mm/60g	70mm×37mm×32mm/60g	70mm×37mm×32mm/60g	38mm×35mm×65mm/35g
測定項目	酸素飽和度（SpO$_2$）、脈拍数	酸素飽和度（SpO$_2$）、脈拍数	酸素飽和度（SpO$_2$）、脈拍数	酸素飽和度（SpO$_2$）、脈拍数
電源	単4形アルカリ電池2本	単4形アルカリ電池2本	単4形アルカリ電池2本	単4形アルカリ電池2本

名称	パルスフィット MP-1000	パルスフィット BO-600	パルスフィット BO-650	パルスフィット BO-750/BO-750BT
販売元	日本精密機器株式会社	日本精密機器株式会社	日本精密機器株式会社	日本精密機器株式会社
外形寸法・重量	47mm×72mm×20mm/40g	58mm×35mm×32mm/35g	58mm×35mm×35mm/40g	60mm×35mm×32mm/37g
測定項目	酸素飽和度（SpO$_2$）、脈拍数	酸素飽和度（SpO$_2$）、脈拍数	酸素飽和度（SpO$_2$）、脈拍数	酸素飽和度（SpO$_2$）、脈拍数
電源	Li-ion（リチウムイオン）充電池	単4形アルカリ電池2本	単4形アルカリ電池2本	単4形アルカリ電池1本

通信機能付き運動解析パルスオキシメータ（クラウド対応）

名称	パルスフィット BO-800
販売元	日本精密機器株式会社
外形寸法・重量	61mm×34mm×32mm/37g
測定項目	酸素飽和度（SpO$_2$）、脈拍数
電源	単4形アルカリ電池2本

スパイロメータ

名称	SP-370COPD 肺Per/ 肺Perプラス	CHESTGRAPH HI-105T	CHESTGRAPH ジュニア HI-101	CHESTGRAPH HI-301U
販売元	フクダ電子株式会社	チェスト株式会社	チェスト株式会社	チェスト株式会社
外形寸法・重量	253mm ×245mm ×115mm／1.7kg	310mm ×255mm ×93mm/2.2kg	300mm ×210mm ×100mm/1.5kg	230mm ×240mm ×85mm/2.0kg
フロー検出	スクリーン型 ニューモタコ方式		バリフローセンサー	超音波式 ニューモタコメータ
ボリウム検出	フロー積分方式		フロー積分方式	フロー積分方式
ボリウム 測定精度	指示値の±3％または 50mLの どちらか大きい方		±3％以内または ±50mL以内	±3％または ±0.05Lの いずれか大きい方
フロー測定範囲	0〜10L		0.05〜±14L/s	±0.01〜±18L/s
測定項目	肺気量分画 SVC フローボリウムカーブ FVC 薬剤吸入テスト ＜肺Per+＞ 最大換気量（MVV） 分時換気量（MV） 呼吸筋力※オプション		肺気量分画 SVC フローボリウムカーブ FVC 薬剤吸入テスト	

名称	マイクロスパイロ HI-302
販売元	日本光電工業株式会社
外形寸法・重量	230mm ×240mm ×85mm/2.0kg
フロー検出	超音波式 ニューモタコメータ
ボリウム検出	フロー積分方式
ボリウム 測定精度	±3％または ±0.05Lの いずれか大きい方
フロー測定範囲	±0.01〜±18L/s
測定項目	肺気量分画 強制呼出曲線 フローボリュームカーブ 最大換気量 安静換気量

＊バッテリ駆動可能な
ラインナップ品あり

カプノメータ

名称	ポケットCO$_2$モニタ WEC-7301 Capnoプチ	携帯用睡眠時無呼吸検査装置 SAS-3200	筋電計 MEM-8301 ニューロパックμ1
販売元	日本光電工業株式会社	日本光電工業株式会社	日本光電工業株式会社
外形寸法・重量	65mm×121mm×26mm/185g	150mm×70mm×30mm/約230g（電池含む）	97mm×35mm×157mm/約250g
測定項目	呼気二酸化炭素ガス濃度（ETCO$_2$）、呼吸数（RR）	3chホルタ心電図、桐生・努力呼吸・体位・SPO$_2$・など	筋電図
電源	単3型アルカリ電池2本	ACアダプタまたは単2アルカリ乾電池6本	単3アルカリ乾電池4本
メモリ	24時間		
測定時間		5分以内	

結びの辞

　関係者のご尽力ならびに執筆者のご協力によって、「在宅医療における臨床検査医学」が刊行されました。
　先に刊行された「在宅医療チームのための臨床検査」に続くものですが、在宅医療における検体検査関連事項を中心に、在宅医療での疾病や病態から見た臨床検査の使い方などを解説する内容が中心であった前書から、生理検査を追加した「より実践的な内容」になっています。
　わが国で国民皆保険制度が確立された1961年以降、数次にわたる医療法改正により、医療提供体制は大きく変化してきました。特に、高齢化と医療費の増大による社会保障関連費用の増加はわが国の財政の先行きに影を落とすまでになっています。このような社会経済状況下においては、在宅医療の推進と定着は時代の要請であると言わざるを得ません。
　在宅医療は医療施設における医療と異なる点が多く、また多職種が有機的に連携したチーム医療として提供されます。チーム医療における情報の共有は有機的連携にとって重要であり、特に臨床検査データは客観的であり、経時的な変化を追えることから、健康状態の把握や療養（治療）方針の決定にも大きく影響します。関係する職種が臨床検査への理解を深めることは、在宅医療をより意義あるものにすると確信します。
　近未来の臨床検査は、大きく2極化すると予想されます。従来の大型機器を用いて多数の検体を処理する大病院・大手受託検査会社のモデルと、より患者に近い検査のモデルの2つです。前者については多言を要しないと思いますが、後者は在宅医療であり、更には個人の健康チェック（先制医療）といった分野にまで拡大することが予想されます。わが国と医療保険制度が異なる米国の例ですが、Direct-to-consumer test（DTC検査）や大型商業施設内の検査ラボでの検査が行われています。また、検体の自己採取もDTC検査と一体化して販売されています。
　本書「在宅医療における臨床検査医学」は、臨床検査の関係者のみならず、在宅医療に関わる医療職を含む全職種が参考にしていただける内容になっています。
　本書を手に取っていただき、「在宅医療における臨床検査」をチーム医療に関係する多職種を繋ぐキーワードとして活用するヒントを得ていただくことを願います。

臨床検査振興協議会　副理事長
同　医療政策委員会　委員長
登　　勉

索引

和文索引

● ア行

アイウエオチップス ……………… 48, 49
アデノウイルス抗原 ……………………… 89
意識障害 …………………………………… 48
インフルエンザウイルス抗原 ………… 89
往診 …………………………………… 10, 21
往診料 …………………………… 10, 21, 23
オンライン在宅管理料 …………………… 20
オンライン診療料 ………………………… 20

● カ行

外来迅速検体検査加算 …………………… 21
カプノメーター ……………………… 44, 110
感染管理 ………………………………… 145
基礎エネルギー代謝量 …………………… 92
機能強化型在宅療養支援診療所 ………… 12
機能強化型在宅療養支援病院 …………… 12
急性期 ……………………………………… 39
筋電計 ……………………………………… 45
携帯用睡眠時無呼吸検査 ………………… 45
血漿蛋白 …………………………………… 95
血清アルブミン …………………………… 95
血糖自己測定装置 ………………………… 41
呼気診断 …………………………………… 70

呼気二酸化炭素濃度 ……………………… 44

● サ行

最期を迎える場所 ………………………… 5
在宅患者訪問診療料 ………… 18, 21, 22
在宅緩和ケア充実診療所加算 ………… 16
在宅緩和ケア充実病院加算 …………… 16
在宅経腸栄養法 ………………………… 98
在宅時医学総合管理料
 ………………………… 10, 14, 16, 19, 21
在宅静脈栄養法 ………………………… 96
在宅診療医 ……………………………… 24
在宅療養支援診療所 ………… 4, 5, 11, 13
在宅療養支援病院 ………………………… 5
在宅臨床検査 …………………………… 7
在宅臨床検査医学 …………………… 7, 118
サルコペニア …………………………… 92
酸素飽和度 ……………………………… 44
施設入居時等医学総合管理料
 …………………………………… 14, 17, 21
診断法決定仮想モデル ………………… 63
心電図検査 ……………………………… 43
深部静脈血栓症 ………………………… 100
診療情報提供料 ………………………… 20
診療報酬 ……………………… 8, 10, 21

スパイロメーター ……………………………… 44
赤血球沈降速度 ………………………………… 88
総コレステロール ……………………………… 95
総リンパ球数 …………………………………… 96

● タ行
地域医療構想 …………………………………… 2
地域包括ケア ……………………………… 2, 3, 8
超音波検査 ……………………… 43, 112, 114, 115

● ナ行
日内変動 ………………………………………… 133
認定制度 ………………………………………… 120
ノロウイルス抗原 ……………………………… 90

● ハ行
パルスオキシメーター …………………… 44, 110
プロカルシトニン ……………………………… 88
訪問診療 …………………………………… 8, 10, 11

● マ行
慢性期 ……………………………………… 38, 47
慢性呼吸不全 …………………………………… 47
看取り ……………………………………… 5, 109
慢性心不全 ……………………………………… 48
モバイル検体検査機器 ………………………… 67

● ヤ行
薬剤耐性 ………………………………………… 89

● ラ行
臨床検査専門医 ………………………………… 118

英文索引

AIUEOTIPS ……………………………………… 48
AMR …………………………………………… 89, 90
BMI ……………………………………………… 92
BNP ………………………………………… 48, 110
COPD …………………………………………… 44
CRP ……………………………………… 38, 87, 95
C反応性蛋白 …………………………………… 88
DASM …………………………………………… 63
ESR ……………………………………………… 88
HEN ……………………………………………… 98
HITH …………………………………………… 64
HPN ……………………………………………… 96
ICT ………………………………… 116, 122, 126
IoT ……………………………………………… 72
JCCLS共用基準範囲案 ………………………… 74
Knee Height法 ………………………………… 92
NT-proBNP ……………………………… 48, 110
PCR ……………………………………………… 66
POC ……………………………………………… 71
POCコーディネーター ………………… 129, 130
POCT ……………………………… 21, 40, 51, 61, 129
RTP ……………………………………………… 95
SMBG ……………………………………… 41, 122
SpO$_2$ ………………………………………… 110
TTAT …………………………………………… 61
VOCs …………………………………………… 70
WBC ……………………………………………… 88

在宅医療における臨床検査医学

定価　本体2,500円（税別）

2019年3月31日　発　行

監　修	臨床検査振興協議会	
編　集	小谷　和彦	
発行人	武田　正一郎	
発行所	株式会社　じ ほ う	

101-8421　東京都千代田区神田猿楽町1-5-15（猿楽町SSビル）
電話　編集　03-3233-6361　販売　03-3233-6333
振替　00190-0-900481
＜大阪支局＞
541-0044　大阪市中央区伏見町2-1-1（三井住友銀行高麗橋ビル）
電話　06-6231-7061

©2019　　　　組版　(有)アロンデザイン　　印刷　音羽印刷(株)
Printed in Japan

本書の複写にかかる複製，上映，譲渡，公衆送信（送信可能化を含む）の各権利は株式会社じほうが管理の委託を受けています。

JCOPY ＜出版者著作権管理機構　委託出版物＞
本書の無断複製は著作権法上での例外を除き禁じられています。
複製される場合は，そのつど事前に，出版者著作権管理機構（電話 03-5244-5088，FAX 03-5244-5089，e-mail：info@jcopy.or.jp）の許諾を得てください。

万一落丁，乱丁の場合は，お取替えいたします。
ISBN 978-4-8407-5169-8